MON COACH FITNESS

Karoline

SOLAR EDITIONS

JE LÂCHE L'AFFAIRE ...

«Je n'y arriverai pas...»
«Je n'ai pas la motivation...»

Je le sais, ces mots vous parlent, ils m'ont beaucoup parlé aussi. La FAMEUSE motivation, cet état d'esprit qui vous donne le courage instantané d'entreprendre de grandes choses, et en particulier de vous mettre ou de vous remettre au sport.

Le problème? La motivation est un état très bref et versatile. Vous allez au resto, vous manquez de temps, vous accumulez les contrariétés... et voilà que vos bonnes résolutions sont mises à rude épreuve. Pire encore, vous laissez tomber.

Et si, aujourd'hui, je vous donnais les clés pour entamer un nouveau mode de vie actif et durable?

Tout est possible, dès l'instant où votre esprit est conditionné pour la réussite.

Ce que vous allez découvrir à travers mes pages, ce sont non seulement des challenges sportifs et nutritionnels vous assurant une reprise en main efficace de votre corps, mais, surtout, je vous donne des clés pour ne plus jamais abandonner.

Karoline

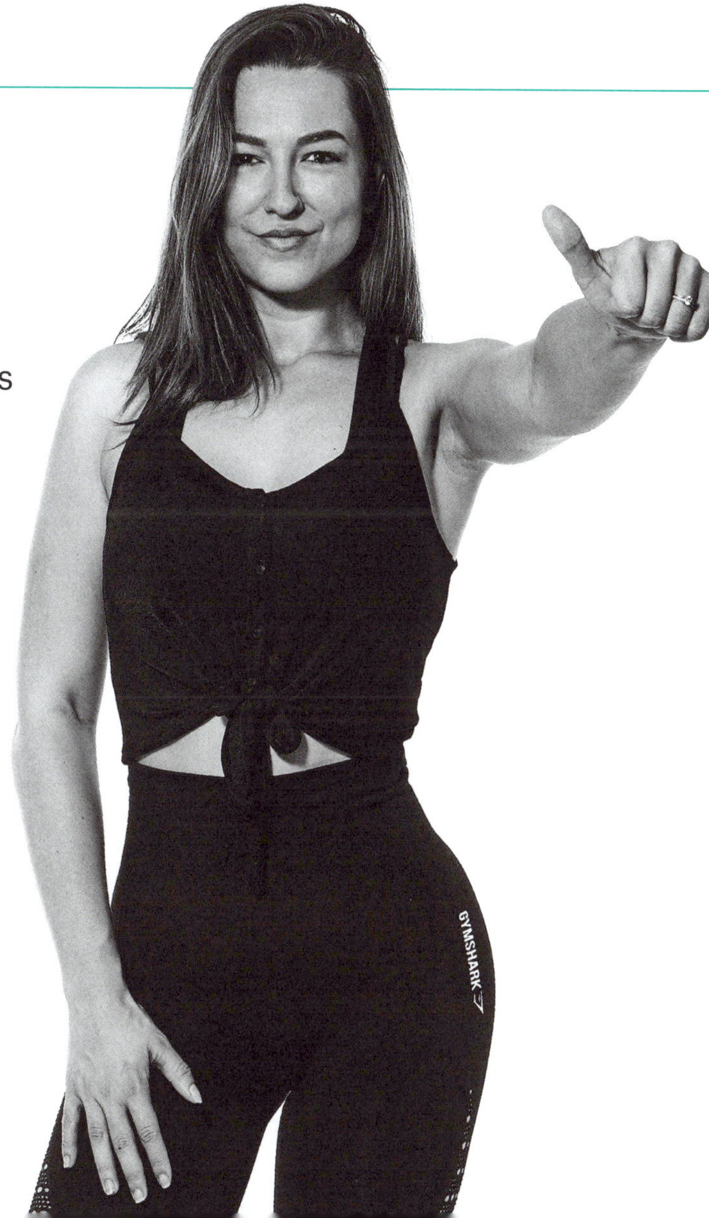

Sommaire

20
MINI
CHALLENGES

Mini challenge nº

01

Je mets en place ma routine

Les objectifs

«Je n'ai pas envie», «je n'ai pas le temps», «je ne suis pas motivée»... Autant de fausses excuses qui vous détournent de votre but.

Votre priorité est de vous mettre au sport. La motivation ne signifie pas grand-chose. Pour vous y mettre et ne plus jamais lâcher, vous avez besoin d'habitudes, et cela commence par définir, redéfinir votre planning, et vous y tenir ! Pour cela, n'hésitez pas, passez un contrat avec vous-même et écrivez-le ci-dessous après avoir choisi ce qui vous convient le mieux.

Aujourd'hui, on va vous créer une routine agréable, un rythme de vie dans lequel votre training aura sa place quoi qu'il arrive ! Le terme de routine peut vous paraître péjoratif, il ne l'est pas du tout. S'organiser une routine, c'est s'assurer d'un plan d'action, d'une journée productive qui ne laissera pas place au «est-ce que j'en ai réellement envie ?»

Une fois votre routine adoptée, plus question de laisser place au doute, aux questions. Votre cerveau ne vous jouera plus de tour !

Les moyens d'y parvenir

Ma semaine de fitness

Ne soyez pas trop dur avec vous-même au départ! « Beaucoup » n'est pas synonyme d'efficace. Trop vous en demander, c'est vous mettre une pression énorme que vous n'avez pas à vous infliger! Nous ne sommes pas en guerre contre le temps, adoptez une routine saine et parfaitement intégrée dans votre planning.

Mon conseil : commencez par 3 jours, vous augmenterez en fonction de ce que votre corps vous réclame.

Cochez vos jours de training

- ❑ Lundi
- ❑ Mardi
- ❑ Mercredi
- ❑ Jeudi
- ❑ Vendredi
- ❑ Samedi
- ❑ Dimanche

Je choisis l'heure idéale

Cochez le moment propice

- ❑ Je me réveille 20' plus tôt
- ❑ J'optimise ma pause dej'
- ❑ En début d'aprèm
- ❑ Après le boulot, les cours
- ❑ Après le dîner

Mes tips perso

→ Je mets une alarme.
→ Envie, pas envie? Je ne réfléchis pas, je fonce!

Sport à jeun, bonne ou mauvaise idée?

Aucune étude ne démontre l'efficacité de cette méthode. Il n'y a donc pas d'intérêt à l'adopter. Par contre, certaines personnes ne supportent absolument pas de faire du sport après leur petit-déjeuner. Alors écoutez-vous!

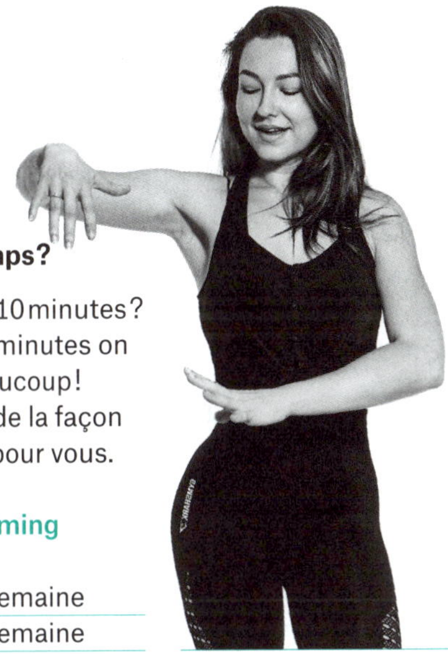

Combien de temps?

Vous n'avez que 10 minutes? Pas grave, en 10 minutes on peut en faire beaucoup! Organisez-vous de la façon la plus pratique pour vous.

Cochez le bon timing

- ❑ 10' 5 fois par semaine
- ❑ 30' 3 fois par semaine

Le principal encore une fois, c'est de vous y tenir !

Vous allez le constater par vous-même, ce temps pour vous et votre body deviendra très vite indispensable, il sera « ancré » dans votre journée, de la même façon que votre douche, ou le brossage de dents.

Mon planning définitif

Je m'engage à effectuer régulièrement mon training :

chaque: ,
,
,
à: h
pendant: minutes

Mini challenge nº

02

Je crée mon environnement idéal

Les objectifs

Le sport, c'est aussi un contexte. Créez-vous un environnement propice à votre training.

Si toutes les conditions sont rassemblées, vous ne pourrez plus vous échapper et votre cerveau prendra tout seul l'initiative, l'automatisme de se dire : « c'est l'heure ! ».

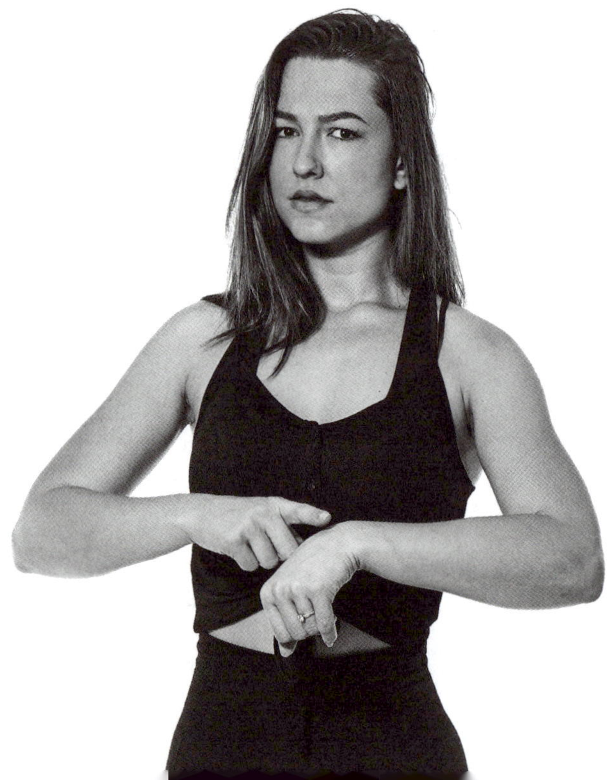

Les moyens d'y parvenir

La tenue

Ce n'est pas parce que vous vous entraînez à la maison qu'il faut vous habiller n'importe comment. Adoptez une tenue confortable et adaptée. Il existe une infinité de vêtements de sport qui gèrent la transpiration et sont prévus pour le mouvement. Ne crachez pas sur une petite session shopping qui vous boostera probablement.

L'avantage supplémentaire est de pouvoir opter pour le short, sans vous soucier des regards extérieurs.

En cas de mouvements avec impact type sauts, ne zappez pas les baskets. Elles sont très importantes pour amortir les chocs sur vos articulations et votre dos.

Le matériel

- → Le tapis (type yoga)
- → Les haltères (de votre niveau) et élastiques si besoin
- → La serviette
- → La bouteille d'eau

Installez votre matériel dans la pièce adéquate. Si vous vous entraînez le soir, pourquoi ne pas tout préparer avant de partir au travail ? Une fois rentrée, vous n'aurez plus qu'à enfiler la belle tenue, et go !

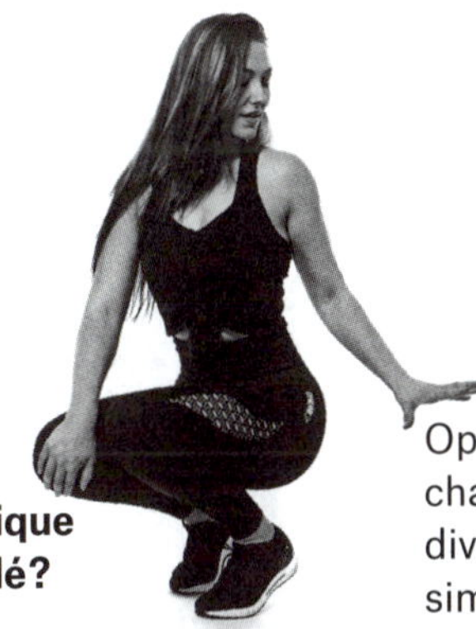

La musique ou la télé ?

Si vous choisissez la télé, attention, ne choisissez pas un programme qui vous attire un peu trop. Vous risquez de vous déconcentrer et de vous dire : « Je m'assoie juste 2 secondes. Il faut que je regarde ça ! ». Oui, mais non, car ensuite on ne se relève plus du canapé.

Optez plutôt pour une chaîne musicale, une chaîne divertissante, ou tout simplement votre playlist motivation sur le téléphone. Je suis d'accord pour que vous coupliez l'effort à l'agréable. Mais votre training est aussi un moment ou votre concentration doit être optimale sur votre positionnement, votre respiration, votre contraction musculaire.

Que faire si...

JE PARS EN VOYAGE...

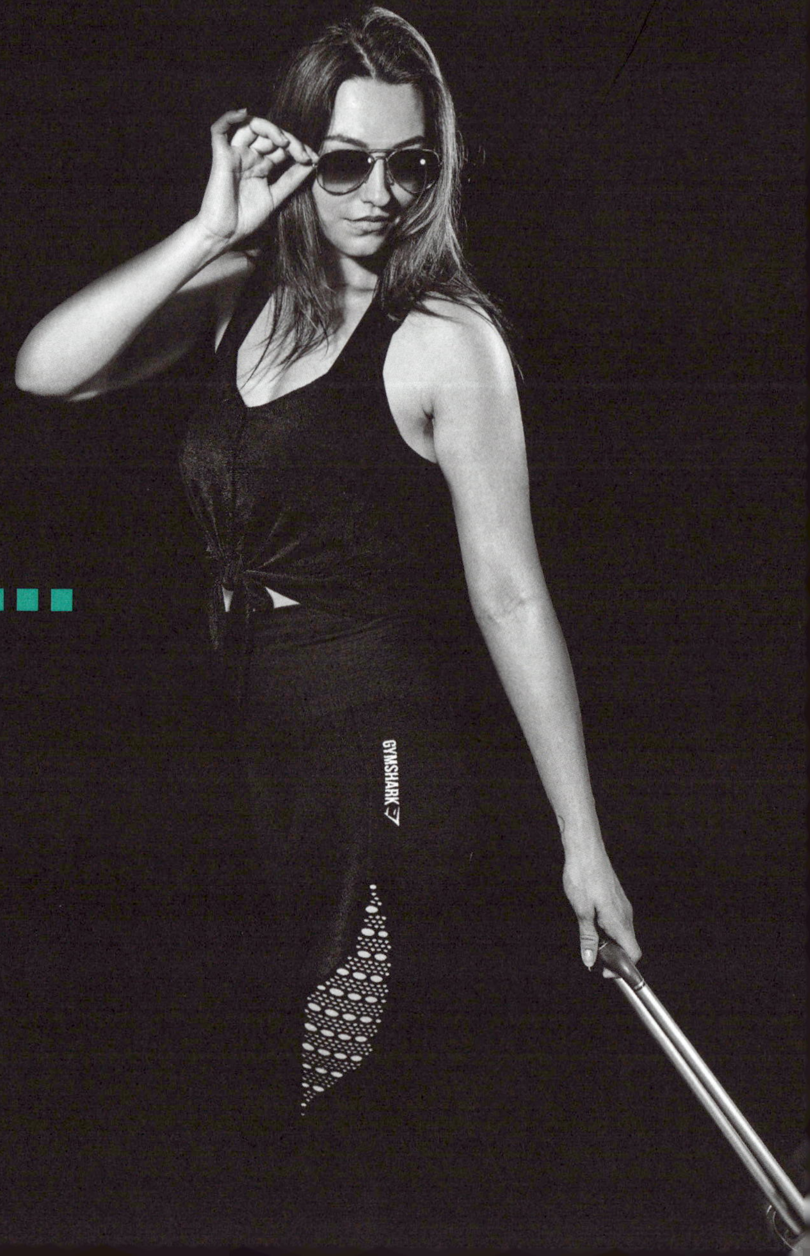

Je m'organise et repère les bons plans healthy

En vacances, ou voyage d'affaires, faites un repérage quelques jours avant des restaurants sains et healthy du coin! Vous avez de la chance, la tendance est clairement en vogue et ils poussent aussi vite que les fast-foods à l'époque. Faites-vous une petite liste, je doute que vos collègues (ou votre famille) seront contre l'idée!

J'embarque des équipements légers

Élastiques, corde à sauter, c'est le moment d'innover et de laisser place à votre créativité! Ces équipements demandent très peu de place, et peuvent vous sauver la vie si la salle de sport n'est pas à votre disposition.

J'utilise mon environnement

La chambre d'hôtel
Le lit, la chaise du bureau, tout le mobilier autour de vous peut être utilisé pour votre séance! Laissez place à votre imagination, ne vous laissez pas dérouter par le changement d'habitude. Prenez 30 min, lancez la musique, et *let's go* !

La plage, la piscine
Vous êtes en vacances? Quelle chance ! À vous les trainings sur la plage ; le sable rajoute de la difficulté et vos séances n'en seront que plus efficaces.

Vous avez une piscine à disposition? C'est l'heure de l'aquagym! Loin d'être ringards, les mouvements dans l'eau sont extrêmement efficaces et productifs. 20 min de renforcement musculaire, 10 min de nage en fractionné (on alterne vitesse faible et intense) et la séance est bouclée!

Je pense à profiter

Pour ma part, je suis une grande adepte des trainings en vacances!
J'ai le temps, je change ma routine, je profite du cadre exceptionnel, quitte à parfois utiliser cette semaine détente en optant pour le Yoga, ou de longues séances de stretching.
Le sport n'est pas une corvée, mais une façon de me vider la tête, et de me recentrer. Si j'ai l'occasion de pouvoir le faire à l'autre bout de la planète, tous les facteurs sont réunis pour profiter au mieux de ces moments à moi, rien qu'à moi.

Cela dit, n'oubliez pas qu'une semaine de vacances sans sport ne doit pas être culpabilisant! C'est un moment durant lequel aucun sentiment négatif n'est accepté, du bonheur, et uniquement du bonheur. Vous souhaitez prendre 1 semaine pour laisser reposer votre corps? Faites-le! Vos résultats ne disparaîtront pas en 7 jours.

Mini challenge nº

03

Je crée mon programme sportif !

Les objectifs

Le challenge n'est pas de vous créer un programme digne d'une préparation d'athlète, mais de toujours vous construire cette routine à la fois efficace, attrayante et adaptée!

Il doit être établi avant de commencer votre séance, quitte à le préparer pour la semaine ou le mois.

L'improvisation a parfois du bon, mais pas dans le sport. Si vous y allez à l'aveugle, vous prenez le risque du « je ne sais plus quoi faire, bon bin j'arrête là ».

Nous ce que l'on veut, que ce soit sur 10, 20, 30 minutes ou 1 heure, c'est que vous ne lâchiez pas avant d'avoir terminé votre séance! Avec un programme prédéfini, vous savez quoi faire, comment et pour combien de temps.

Les moyens d'y parvenir

Découpez votre objectif global

Exemple

↓

Je veux perdre 20 kg

↓

Je veux perdre 5 kg / mois

↓

Je dois augmenter ma dépense calorique de « tant » chaque jour + diminuer mon apport

↓

Je dois faire X séances de sport par semaine et manger comme ceci.

Tout de suite, l'objectif final, qui paraît long et lointain, se transforme en plein de petits challenges plus directement atteignables.

Plus vous allez découper votre objectif, plus vos petits challenges seront couronnés de succès. Il faut savoir se faire du bien, oser se dire : « Bravo, j'y suis arrivée ! »

Se féliciter est un moteur essentiel dans une progression physique et mentale !

Avec beaucoup de « sous-objectifs », vous vous offrez l'occasion de vous féliciter bien plus souvent.

Travaillez tout le corps

Trop de muscles sont souvent délaissés. Pour un programme sportif efficace et productif, veillez à ne pas mettre de muscles de côté ! Dos, bras, pectoraux, lombaires, abdos, jambes, fessiers.

Vos muscles sont reliés les uns aux autres. Un squat pour vos jambes et fessiers ne sera pas correctement effectué sans un dos renforcé, etc.

Second point, et pas des moindres : plus vous travaillerez de muscles, plus votre progression sera rapide que ce soit dans un gain musculaire, ou une perte de poids.

Ainsi, en fonction de vos disponibilités dans votre semaine, 3 solutions s'offrent à vous :

→ **3 séances par semaine :**
Je travaille tout le corps à chaque séance (fullbody)

→ **4 séances par semaine :**
2 séances haut du corps,
2 séances bas du corps (halfbody)

→ **5 séances par semaine :**
1 séance par groupe musculaire (1 séance jambes,
1 séance dos/épaules,
1 séance abdos/cardio,
1 séance biceps/triceps,
1 séance fessier)

Notez votre programme hebdomadaire

Lundi

Mardi

Mercredi

Jeudi

Vendredi

Samedi

Dimanche

Mini challenge nº

04

Je teste mon positionnement

Les objectifs

Il faut apprendre minutieusement la base des mouvements. Des mouvements propres, parfaitement exécutés sont non seulement gage de sécurité, mais aussi d'une progression plus rapide, ce qui vous permettra de ne pas vous décourager en cours de route.

Vous devez avoir confiance en vous, en vos capacités. Plus jamais vous ne prononcerez le « j'y arrive pas, je laisse tomber ». Non, je veux entendre : « J'essaye encore, et je progresse ! »

Les moyens d'y parvenir

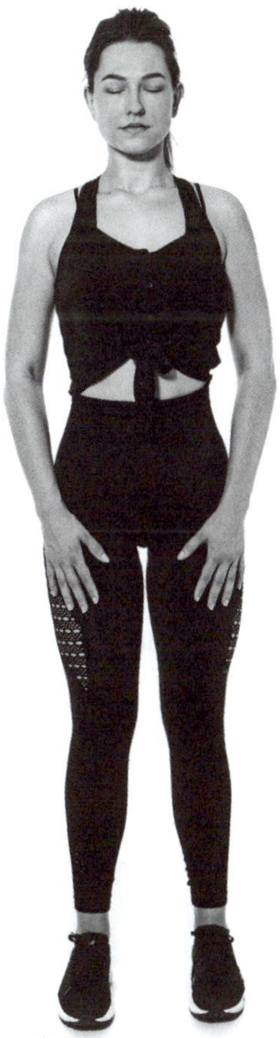

Phase 1

Le dos

Je ne vous ferai pas de chapitre entier sur l'importance de protéger votre dos. Vous allez surtout apprendre à bien placer votre dos. C'est vous éviter bien des risques de blessures.

Droit, mais pas trop

Si vous avez déjà feuilleté quelques programmes ou livres sportifs, vous avez très certainement vu passer la phrase du « votre dos doit être droit ! »

J'aimerais ajouter à cela une certaine nuance. À vouloir un dos trop droit, je vois souvent deux mauvaises habitudes :

→ on se cambre
→ ou au contraire, le dos devient rond.

En réalité, vous devez conserver un angle naturel. Par exemple sur un squat, une légère cambrure sera appréciable afin d'éviter le dos rond. Sur un gainage au sol, il vous faudra éviter toute cambrure.

Phase 2

Les épaules

Ici, pas d'erreur possible, elles doivent toujours être au maximum rétractées vers l'arrière. Dans le jargon sportif, on dit : « Serrer les omoplates. »

Faites un test: arrondissez au maximum les épaules sur l'avant, puis tirez-les vers l'arrière au maximum également. Ressentez-vous comme votre dos s'allonge ? Se redresse ? Encore une fois, tous vos muscles sont liés. Des épaules bien rétractées, c'est aussi vous mâcher le travail de la phase 1. Votre dos adopte de lui-même une meilleure position, uniquement en replaçant vos épaules !

Mon astuce: Imaginez un doigt entre vos deux omoplates et essayez de le serrer fort.

Les moyens d'y parvenir

Phase 3

Les abdos

Peu importe l'exercice, vous devez les conserver gainés, votre nombril bien rentré.

Votre sangle abdominale est un tout, avec vos lombaires.

Vous voyez où je veux en venir? Des abdos bien gainés, c'est aussi protéger votre dos.

Mon astuce: imaginez devoir retenir une envie pressente.

Cochez vos tests de positionnement:

	Dos	Épaules	Abdos	Tête
Sur un squat	❑ C'est OK ❑ À travailler	❑ C'est OK ❑ À travailler	❑ C'est OK ❑ À travailler	❑ C'est OK ❑ À travailler
Sur une planche	❑ C'est OK ❑ À travailler	❑ C'est OK ❑ À travailler	❑ C'est OK ❑ À travailler	❑ C'est OK ❑ À travailler
Sur des montées de genoux	❑ C'est OK ❑ À travailler	❑ C'est OK ❑ À travailler	❑ C'est OK ❑ À travailler	❑ C'est OK ❑ À travailler
Sur un crunch	❑ C'est OK ❑ À travailler	❑ C'est OK ❑ À travailler	❑ C'est OK ❑ À travailler	❑ C'est OK ❑ À travailler

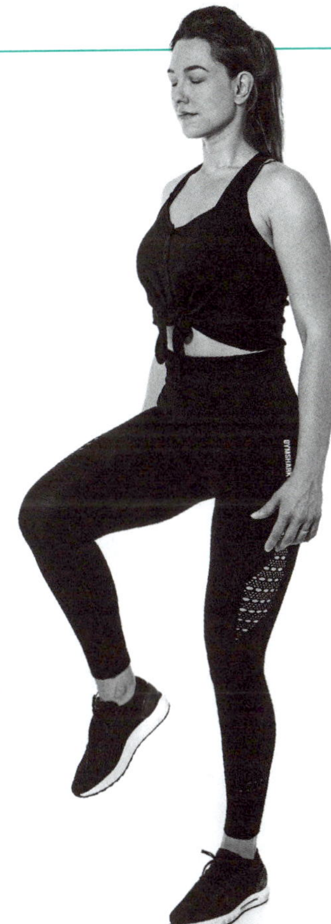

Phase 4

La tête

Elle doit toujours être dans l'axe du dos. Pour ce faire, je m'imagine un grand bâton fixé dans le dos. Si je me penche en avant, la tête ne doit pas se décoller du bâton, elle ne peut pas non plus rester sur l'arrière puisqu'elle est bloquée par celui-ci. Comme si votre cou ne pouvait plus effectuer aucun mouvement, votre tête devient le prolongement direct de votre dos.

Phase 5

La proprioception

C'est votre capacité à gérer votre corps dans le temps et l'espace. Une mauvaise proprioception vient particulièrement du fait d'être beaucoup trop souvent assis. Votre corps n'est plus assez gainé, et votre équilibre s'en ressent.

On fait le test du flamant rose?

→ Debout, bras tendus loin devant.

→ Levez une jambe, maintenir la position quelques secondes.

→ Fermez les yeux.

J'ai tenu:

→ **Moins de 5 sec:** proprioception mauvaise

→ **Entre 5 et 10 sec:** proprioception moyenne

→ **Plus de 10 sec:** proprioception correcte.

Mon conseil: au fur et à mesure de l'avancée de votre programme sportif, refaites le test régulièrement pour visualiser votre progression!

Que faire si...

J'AI CRAQUÉ...

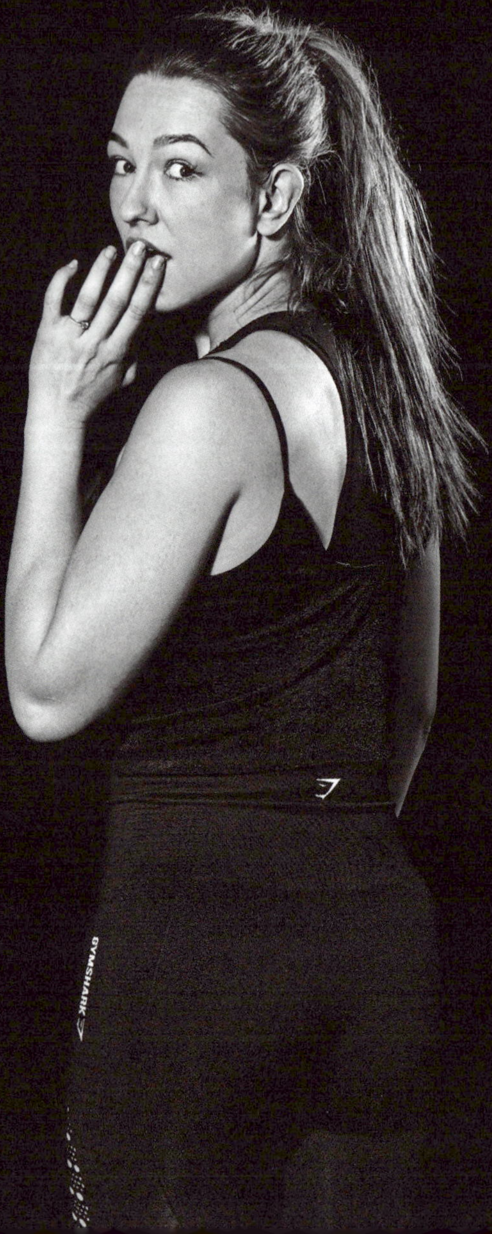

Je ne culpabilise pas

Le stress est la première cause de prise de poids! Le mal est fait, inutile donc de vous torturer davantage! Apprenez à apprécier vos petits craquages nutritionnels, ils doivent être des plaisirs, et non une source de stress, de culpabilité et de remise en question!

Contrairement à ce que l'on peut croire, vous ne prendrez certainement pas un kilo pour avoir craqué sur une glace, une part de gâteau ou un hamburger.

Votre corps comptabilise les calories sur un laps de temps beaucoup plus long, aux alentours d'une semaine, et non pas sur une journée. Au mieux, vous stockerez un peu plus d'eau que d'habitude mais pas de gras.

Je gère mes écarts

Pourquoi ne pas intégrer ces plaisirs dans votre planning alimentaire? Manger sainement 90% du temps, c'est vous laisser 10% de petits plaisirs! On évite ainsi la frustration, la démotivation et autres sentiments négatifs qui pourraient porter atteinte à votre progression.

Exemple: je m'autorise mes 4 carrés de chocolat le soir après mon diner, ou 2 sablés supplémentaires pour ma collation de l'après-midi.

Je «rattrape» le lendemain

Comme indiqué dans le premier paragraphe, votre corps calcule un surplus calorique sur une semaine. Autrement dit, si votre total calorique a explosé sur une journée à cause d'une petite dérive, faites en sorte de rattraper le tir le lendemain. Et pour cela, 2 solutions s'offrent à vous!

→ Je diminue légèrement mon apport calorique du lendemain.

→ J'augmente ma dépense énergétique en intensifiant plus que d'habitude ma séance de sport.

Je m'hydrate et je draine à fond

Rien de mieux que l'eau, pour éliminer les petites toxines et autres déchets accumulés suite à ce craquage. Hydratez-vous au maximum, et je dirais même plus que d'habitude, pour nettoyer votre corps!

Accentuez la mise en forme avec du thé drainant: la «malbouffe» entraîne une rétention d'eau intense, rien de mieux qu'une bonne dose d'actif drainant pour éliminer un maximum cet excès d'eau.

Je pratique le craquage contrôlé

Les plaisirs réguliers, oui, l'orgie alimentaire non. Craquer ne signifie pas vous faire exploser l'estomac. Maintenant que vous allez pouvoir vous offrir ces petits plaisirs réguliers, apprenez à vous limiter! Deux gâteaux oui, le paquet non. On patiente, et rendez-vous demain!

Mini challenge nº

05

Je teste mes capacités sportives!

Les objectifs

Qu'il s'agisse de se mettre au sport ou de s'y remettre, il est important de voir sur quelles bases vous vous appuyez.

Et pour cela, quoi de mieux qu'un bon petit test d'effort! Connaître votre point de départ est extrêmement important pour évaluer votre progression. Vous pensiez ne pas avoir de résultats? Regardez d'où vous êtes partie.

Les moyens d'y parvenir

Je teste mes muscles

À partir de quel moment ressentez-vous la brûlure?

	Faible	Moyen	Bon
Pompe sur genoux	3	5	10 et +
Gainage	20 sec	30 sec	1 min et +
Squat	10	20	25 et +

Je teste mon endurance

Une petite course! Vraiment petite car elle durera en tout et pour tout 12 minutes.

Le principe: notez, à l'aide d'une application mobile par exemple ou d'une montre, la distance parcourue sur 12 minutes.

Si vos résultats ne sont pas à la hauteur de vos attentes, pas d'inquiétude ni de culpabilité! Mon but, c'est votre progression. Avec de l'assiduité et un bon rythme de travail, vous allez forcément progresser!

Hommes

Indice de forme	Moins de 30 ans	De 30 à 39 ans	De 40 à 49 ans	Plus de 50 ans
Très faible	moins de 2000 m	moins de 1900 m	moins de 1850 m	moins de 1650 m
Faible	2001 à 2100 m	1901 à 2050 m	1851 à 2000 m	1651 à 1850 m
Moyen	2101 à 2400 m	2051 à 2350 m	2001 à 2250 m	1851 à 2100 m
Bon	2401 à 2650 m	2351 à 2500 m	2251 à 2450 m	2101 à 2300 m
Très bon	plus de 2700 m	plus de 2650 m	plus de 2500 m	plus de 2400 m

Femmes

Indice de forme	Moins de 30 ans	De 30 à 39 ans	De 40 à 49 ans	Plus de 50 ans
Très faible	moins de 1500 m	moins de 1350 m	moins de 1200 m	moins de 1100 m
Faible	1500 à 1850 m	1350 à 1700 m	1200 à 1500 m	1100 à 1350 m
Moyen	1851 à 2150 m	1701 à 2000 m	1501 à 1850 m	1351 à 1700 m
Bon	2151 à 2650 m	2001 à 2500 m	1851 à 2350 m	1701 à 2200 m
Très bon	plus de 2700 m	plus de 2550 m	plus de 2400 m	plus de 2250 m

Mini challenge nº

06

Je tiens ma séance jusqu'au bout!

Les objectifs

Vous devez vous conditionner à aller jusqu'au bout de votre séance.

Je veux vous forger un mental de guerrier, vous prouver que OUI vous en êtes capable, et plus encore! Contrairement aux apparences, ce challenge sera surtout mental!

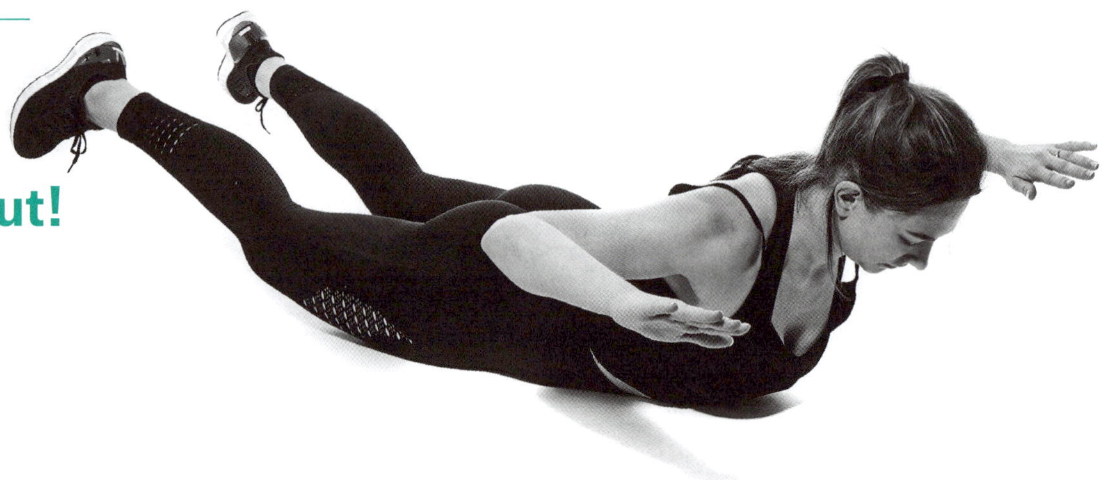

Les moyens d'y parvenir

Voir fiche "Les mouvements de base" → Pages 71 à 75

Avant de débuter, procédez à un léger échauffement articulaire.

Rotations de bras, de poignets, de la nuque, montées de genoux à vitesse lente.

Afin de peaufiner votre échauffement et réveiller vos muscles profonds, nous allons commencer par une bonne dose de gainage!

Challenge gainage
10 minutes

Planche frontale
3 séries de 20 secondes (laisser 10 secondes entre chaque série): total 2 minutes.

Planche latérale
3 séries de 15 secondes pour chaque côté: total 2 minutes.

Gainage lombaire Superman
3 séries de 30 secondes: total 2 minutes.

Planche commando
1 minute.

Planche bras alterné
1 minute.

Séance de récupération
2 minutes

Challenge cardio
20 minutes

Sur le principe du Hiit, nous allons alterner des temps d'exercice et des temps de repos. Oui, le challenge va être intense! Mais quelle récompense de vous dire que vous n'avez pas lâché et êtes allée jusqu'au bout!

À noter: les mouvements doivent être effectués sur une cadence rapide

→ Squat
→ Mountain climber
→ Montée de genoux
→ Jumping Jack

→ **20 secondes d'exercice**
→ **40 secondes de repos**

J'ai réussi mon challenge gainage/cardio

❏ Je me félicite, et suis fière de cette victoire!

❏ Je recommence dans quelques jours, car j'y arriverai!

Il est extrêmement important de se féliciter dans chaque étape de votre progression. Souvenez-vous de votre *Challenge création de votre programme sportif*, le fait de découper vos objectifs... Plus vos challenges seront découpés, plus vous aurez d'occasions d'être fière du parcours effectué.

Cette fois-ci n'était pas la vôtre? Aucun souci. Vous recommencerez demain! L'accomplissement, la fierté, le sentiment de réussite sont deux gigantesques moteurs pour un mode de vie actif.

Que faire si...

J'AI ENVIE DE SUCRÉ

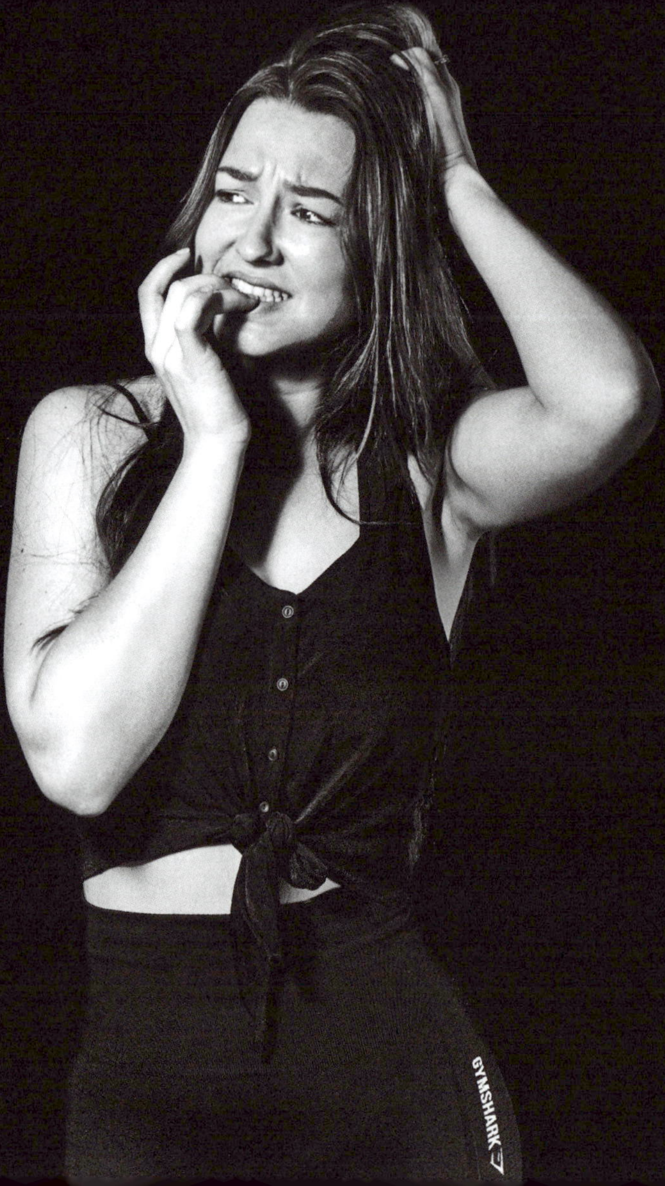

Je me demande pourquoi

Je n'ai pas assez mangé à mon repas précédent: je me prépare une collation saine contenant protéines, glucides, et bons lipides. Une collation qui calera ma faim, et pas juste mon envie «plaisir» immédiate.

Je suis stressée

Le sucre est addictif, une drogue douce qui fait du bien, qui calme, qui apaise. En réalité, vous n'avez pas besoin de sucre, vous avez besoin de vous aérer l'esprit! Posez-vous 3 min, pensez à des choses agréables, de futures vacances, un projet en cours, une sortie.

J'opte pour le sucre sain!

→ Un fruit frais
→ Une poignée de fruits secs et oléagineux
→ Un smoothie maison

Je prévois mes pauses sucrées

En fonction de vos activités physiques, votre corps peut vous réclamer une collation le matin, ou dans l'après-midi. Aucune honte à avoir! C'est normal!

Plutôt que d'attendre que votre corps et votre cerveau vous le réclame, et vous ordonne de sauter le plus rapidement possible sur des gâteaux, organisez vos petites pauses comme vos repas.

La bonne heure:
10h pour le matin,
17h pour l'après midi.

Mon tips en plus

Je me prépare une collation la veille, ou le matin. Plus besoin de me jeter sur le premier distributeur de cochonneries, je fais du bien à mon corps et le nourris!

Mini challenge nº

07

Vers zéro sucre raffiné

Les objectifs

Savez-vous réellement pourquoi ce sucre blanc de table, industriel, que l'on rajoute notamment dans son café est maudit? En soi, il n'est pas « dangereux pour la santé ». Oui, là je sais que je vous surprends!

Nous avons un quota approximatif de glucides journaliers à consommer. En dessous, notre corps n'a pas une source suffisante d'énergie. Au-delà, c'est le risque de faire grimper son total calorique un peu trop vite.

Le sucre raffiné ne vous apporte strictement aucun micronutriments, uniquement les calories. Or, consommer trop de sucre raffiné sur une journée signifie donc diminuer les bons apports de glucides, tels que les fruits et les féculents qui vous apportent aussi vitamines et fibres.

À choisir, ne vaut-il pas mieux que vos calories vous apportent la santé, l'endurance et la force?

Aujourd'hui donc, nouveau challenge! Le but n'est pas de vous faire supprimer définitivement le sucre raffiné, mais de vous prouver que vous n'en avez pas besoin! Et ainsi, trouver un rapport plus équilibré avec celui-ci.

Les moyens d'y parvenir

15 jours avec 0% de sucre raffiné

Voici, pour vous simplifier la tâche, une petite liste d'aliments contenant du sucre raffiné.

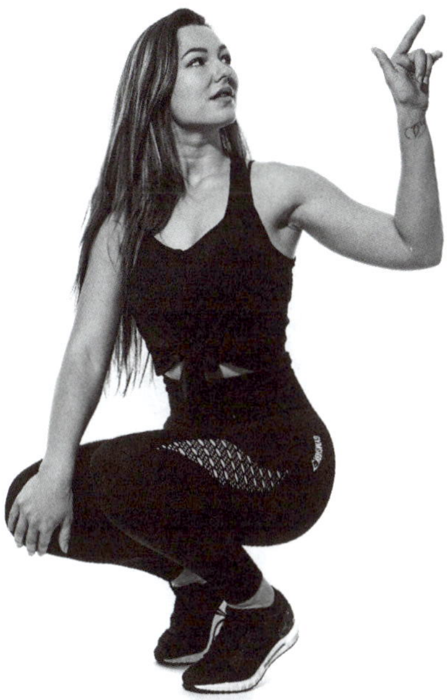

Exemple de produits à supprimer	Par quoi je remplace?
Sucre blanc ou sucre roux	Fruits frais, miel (pris seul si problème de digestion), sirop d'agave
Pâtisseries et biscuits	Muesli maison (amandes, flocons de soja, fruits rouges, graines de courge...)
Soda, sirop, limonade	Jus de fruits frais maison, thé glacé maison
Plat industriel pré-préparé	Tupperware maison préparé à l'avance
Pain de mie, carré blanc et américain, de grande surface	Pain complet, ou aux graines de boulangerie de préférence bio

Comment le repérer?

Il s'agit notamment du fameux « sucre ajouté » sur vos étiquettes. Ce sucre n'est pas naturellement contenu dans le produit de base, mais ajouté par nos chers industriels pour rendre un produit plus doux (tel que le fameux pain carré de grandes surfaces) ou plus addictif (comme le soda).

Mini challenge nº

08

Je sens enfin mes fessiers travailler

Les objectifs

Dans le renforcement musculaire, un point clé de votre réussite est la connexion esprit-muscle.

Cela paraît assez ridicule à dire, ou bien vague vu de loin. Mais sachez que votre cerveau est un acteur à ne jamais négliger ! Même quand il s'agit de travailler son physique !

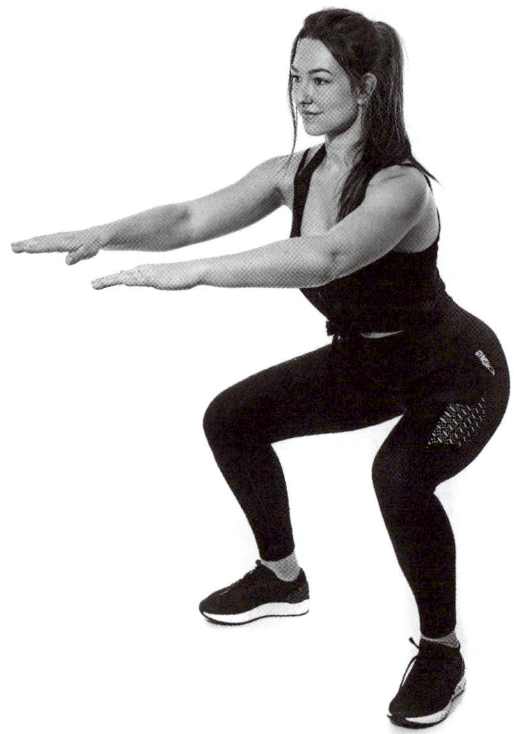

Les moyens d'y parvenir

Voir fiche "Les mouvements de base" → Pages 71 à 75

Je connecte mon muscle et mon esprit

Concrètement la connexion esprit-muscle vient du fait d'exercer une contraction volontaire, de votre propre décision, en plus de celle exercée par le mouvement musculaire lui même.

Un exemple très simple

→ Asseyez-vous sur votre canapé, puis redressez-vous.

→ Asseyez-vous à nouveau, serrez les fessiers au maximum, puis redressez-vous.

Que s'est-il passé ? Bien que le mouvement de base sollicite déjà vos fessiers, le fait d'exercer cette contraction volontaire a permis à votre cerveau de cibler un muscle précis, et ainsi de le travailler bien plus intensément qu'en temps normal !

Ainsi, vous allez pouvoir enfin ressentir vos fessiers travailler durant vos exercices bas du corps !

Je me teste sur une séance bas du corps

Sur votre séance bas du corps d'aujourd'hui, le challenge va être de muscler... votre cerveau ! Conservez la contraction volontaire ciblée fessier sur la totalité de votre séance, et sur 100% du temps de vos mouvements !

Fente avant

→ 3 séries de 15 reps par jambe

→ 30 sec de repos entre chaque série

Fente latérale

→ 3 séries de 15 reps par jambe

→ 30 sec de repos entre chaque série

Squat

→ 3 séries de 20 reps

→ 30 sec de repos entre chaque série

Relevé de bassin

→ 3 séries de 20 reps

→ 30 sec de repos entre chaque série

Surrender

→ 3 séries de 30 secs

→ 30 sec de repos entre chaque série

Gainage lombaire

→ 3 séries de 15 reps (ne pas lancer le dos)

→ 30 sec de repos entre chaque série

Si besoin, en fonction de votre niveau, accentuez les exercices en ajoutant les équipements à votre disposition (haltères, élastiques...)

- ❏ J'ai assimilé la connexion esprit-muscle
- ❏ Je vais continuer à travailler ma connexion

J'AI LA FLEMME

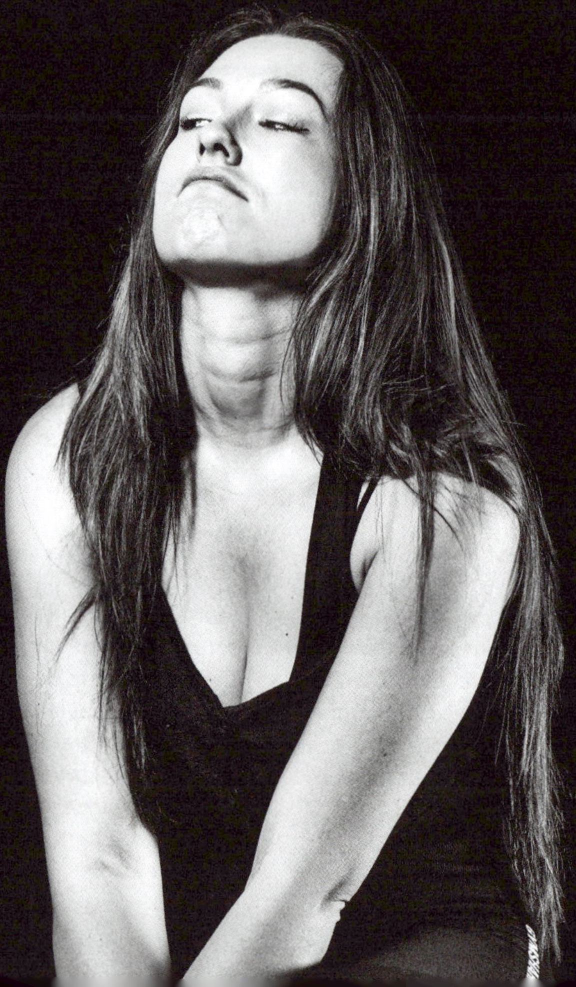

La flemme entraîne la flemme !

Le corps est particulièrement bien fait. Plus vous resterez tranquillement sur votre canapé, plus il sera difficile de vous en extraire. Par contre, plus vous serez active, plus votre corps sera en demande d'activité ! Faire le choix de ne pas vous laissez entraîner par cette flemme, c'est faire le pari d'un investissement sur le long terme ! Vous mettez en marche des habitudes de vie !

Je ne réfléchis pas

Si vous avez tiré la conclusion que la motivation n'était pas là, vous vous êtes donc posé la question du « j'y vais ou j'y vais pas ? ». Cette question est à bannir !

Je veux aujourd'hui vous créer un rythme de vie sain, actif, propice aux résultats. Des réponses très simples, concrètes à vos problématiques pour ne plus jamais abandonner. Votre training est à intégrer de façon perpétuelle dans votre semaine, et pas juste avant l'été !

Le principe de la carotte : action, récompense

Si le challenge de ne pas succomber au canapé a été réussi, récompensez-vous ! Un carré de chocolat, un bon bain chaud, voilà qui réconforte! Ou bien dites-vous que vous mettez 1€ dans une cagnotte pour chaque kilomètre couru ou chaque training terminé !

Peu importe la récompense si celle-ci vous donne une nouvelle bonne raison de bouger !

Un petit training vaut mieux que pas du tout

Rien à faire ? Cette flemme est trop forte ? OK, pas question de se laisser abattre. Diminuez votre training de moitié, afin que le challenge vous semble plus atteignable. Qui sait, un élan de motivation pourrait apparaître sur le moment !

Mini challenge nº

09

Supprimer les plats industriels

Les objectifs

Entre graisses trans, sel à gogo, sucres ajoutés et additifs par dizaines... les plats industriels pré-préparés sont non seulement de véritables poisons, mais également de gros facteurs de prise de poids.

Vous le savez, mais vous en mangez quand même. Par facilité. Eh bien, c'est le moment de se challenger avec 15 jours sans aucun plat pré-préparé! Le but? Casser cette routine de dépendance, et vous prouver qu'il peut être tout aussi rapide et facile de manger sainement, et ce même au travail!

Les plats industriels: des plats sans nutriments

Les plats industriels sont dénaturés, dépourvus des micro-nutriments essentiels à votre santé tels que les vitamines, minéraux, oligo-éléments. Vous n'avez donc aucun intérêt à en consommer.

Une quantité mini pour des maxi calories

En raison du manque de goût et de saveurs, les industriels sont obligés d'ajouter sucre, exhausteurs de goûts et autres additifs vous rendant totalement dépendant à ces produits. La quantité de ces plats est bien souvent minime, et pourtant très concentrée en calories vides. Résultat, c'est la prise de poids assurée, et la santé qui en prend un coup!

Des prix et une qualité au rabais

Afin de proposer ces plats au prix le plus faible possible, les industriels ont une astuce très simple et peu visible. Les produits « nobles » tels que la viande ou le poisson coûtent cher et seront donc intégrés en très faible quantité. Afin de combler le manque, l'astuce va être non seulement d'ajouter de l'eau afin de faire « gonfler le plat », mais également de l'huile et un peu plus de salade fade… En réalité, si l'on avait le pouvoir de retirer le superflu d'un plat industriel, la quantité restante serait peut-être de la taille d'une cuillère à café…

Les moyens d'y parvenir

15 jours 0 plat industriel

Exemple de produits à supprimer

→ Pasta box
→ Plats mijotés
→ Salades de supermarché
→ Sandwich

Par quoi je remplace?

Lorsque je cuisine, je double les quantités! Réservez le surplus dans une barquette prévue à cet effet.
Au choix, conservez dans le frigo, ou au congélateur pour une plus grande durée de conservation. En cas de manque de temps, vos petits plats maison et sains seront à votre disposition!

Mon tips perso

En cas de manque de temps, les aliments surgelés sont également intéressants! Surgelés frais, ils conservent toutes leurs vitamines. Attention cependant à les choisir nature, sans sauce ou huile de préparation.

Mini challenge nº

10

30 secondes de gainage

Les objectifs

Le but aujourd'hui va être de dépasser vos propres limites! Sur notre Mini Challenge 6, nous sommes restés à 20 secondes de gainage ou cardio continu au maximum. Il est temps de passer le cap des 30 secondes!

De cette façon, nous allons intensifier le travail sur votre sangle abdominale et votre aérobie (cardio training) pour un maximum de perte de masse graisseuse, et un tour de taille affiné!

Le temps total de la séance ne changera pas, soit 30 minutes au total. C'est votre temps d'exercice que nous allons allonger, tandis que votre temps de repos va diminuer! Pensez à un léger échauffement articulaire avant votre séance.

Les moyens d'y parvenir

Voir fiche "Les mouvements de base" → Pages 71 à 75

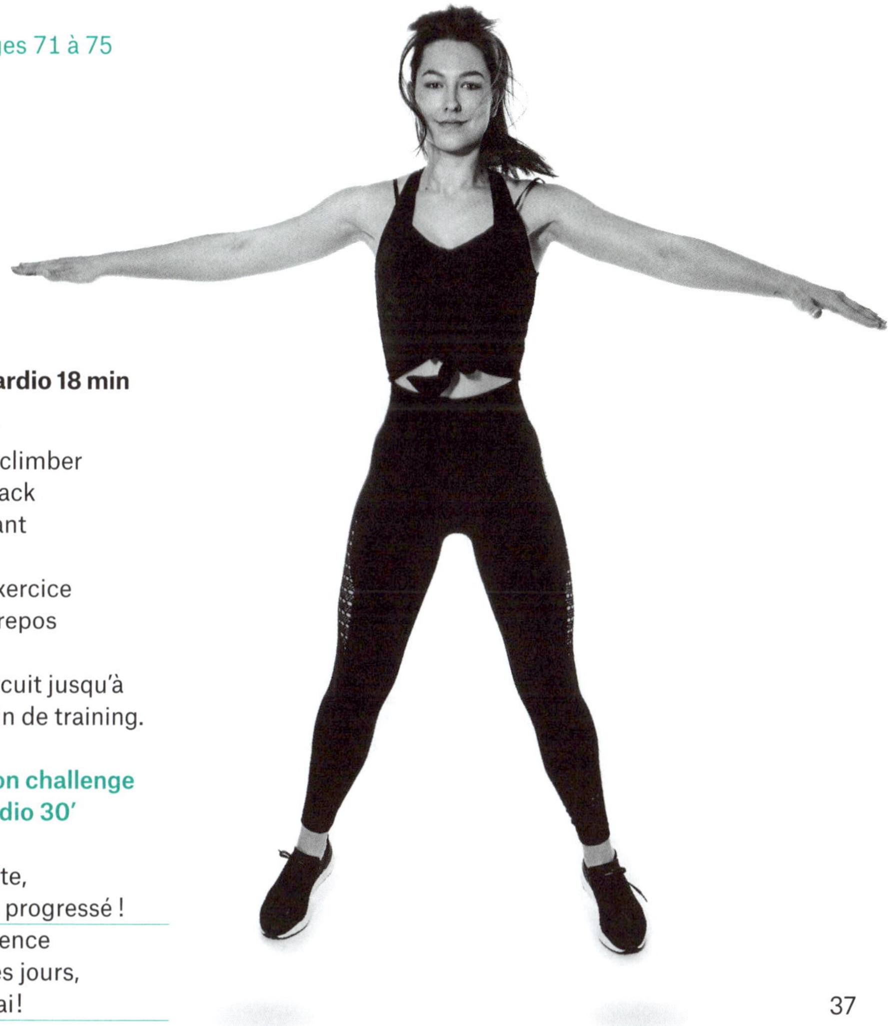

Challenge gainage 12 min

Planche frontale
4 séries de 30 sec - (laisser 10 sec entre chaque série)
total 2'40 min

Planche latérale
4 séries de 30 sec pour chaque côté - *total 4 min*

Gainage lombaire Superman
4 séries de 30 sec total (arrondir le dos 5 sec entre les séries) - *total 2'20 min*

Planche bras alternés
1min

Je prends 2 min de récupération

Challenge cardio 18 min

→ Surrender
→ Mountain climber
→ Jumping Jack
→ Fentes avant

→ 30 sec d'exercice
→ 30 sec de repos

Répéter le circuit jusqu'à obtenir 18 min de training.

J'ai réussi mon challenge gainage/cardio 30'

❏ Je me félicite, j'ai beaucoup progressé !

❏ Je recommence dans quelques jours, car j'y arriverai !

Que faire si...

J'AI OUBLIÉ DE ME PRÉPARER À MANGER

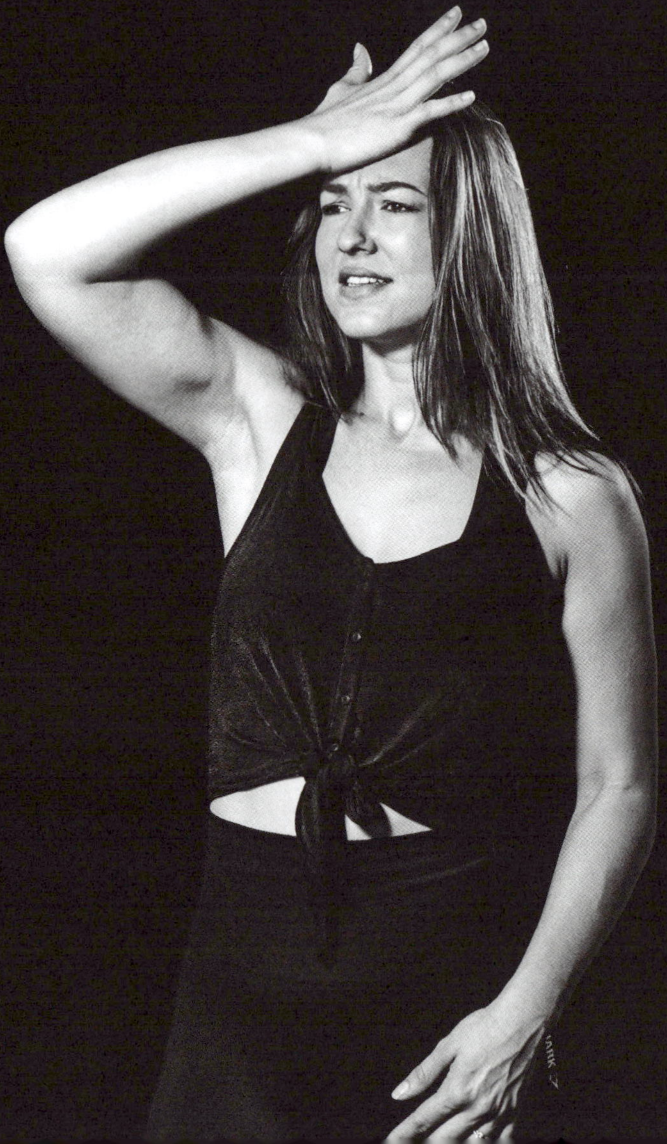

Je fuis les fast-foods

Les fast-foods, c'est purement de la calorie inutile. Un maximum de calories dans une toute petite quantité de nourriture, qui n'apporte absolument rien à votre corps. Les aliments y sont dépourvus de micronutriments. Vous pensez être nourris après un fast-food? Pourquoi donc avez-vous faim une heure après? On zappe! Le fast-food, c'est à titre exceptionnel, pour un moment à partager entre amis éventuellement, mais sûrement pas la solution de secours systématique.

Je pense aux besoins de mon corps

Peu de solutions s'offrent à vous: le premier supermarché du coin, ou le restaurant si vous en avez le temps. Peu importe le lieu, prenez le temps de vous demander ce dont votre corps a besoin!

→ des protéines pour la construction de vos muscles et vos cellules
→ des glucides pour l'énergie et les fibres
→ de bons lipides pour votre concentration, votre cerveau.

Maintenant, voyons ce dont il n'a pas besoin!

→ charcuterie, et tout autre graisse trans
→ sucres sans intérêt types viennoiseries, pâtisseries, gâteaux.

À partir de ces règles simples, faites au mieux. Certes votre choix ne sera peut-être pas à 100% optimal, mais il s'agira d'un choix réfléchi, et non compulsif!

J'anticipe les prochaines fois

Si vous avez un espace de rangement sur votre lieu de travail, pourquoi ne pas stocker une «solution de secours»? Un plat à faire réchauffer, à choisir le plus sain possible. Gardez également une petite boîte avec quelques oléagineux (amandes, noix, noix du brésil, noisettes...) qui vous évitera d'aller vous jeter sur un paquet de gâteaux pour votre collation.

Mon tips perso

Je me prépare une liste de course d'aliments de secours correspondant à mes besoins. En cas de «prochaine fois», le choix sera plus rapide!

Mini challenge nº

11

+5 sur le bas du corps!

Les objectifs

***Level-up* pour les gambettes et le popotin! Ici, nous voulons de la détermination. Je vais vous prouver que vous n'avez plus aucune raison de laisser tomber, puisque oui, vous progressez! Votre travail porte ses fruits!**

Le challenge du jour est simple sur le papier: tout en conservant la connexion muscle-esprit assimilée dans notre challenge 8, nous allons augmenter l'intensité de notre séance en ajoutant 5 répétitions, ou 5 kg sur nos exercices polyarticulaires de base!

Vos muscles s'adaptent et s'habituent rapidement. Plus vous les travaillez, plus leurs fibres se brisent pour se reconstruire en nombre bien plus important. Il est donc important d'intensifier progressivement vos séances, avec un minimum d'équipement (type haltères, élastiques…).

Les moyens d'y parvenir

Voir fiche "Les mouvements de base" → Pages 71 à 75

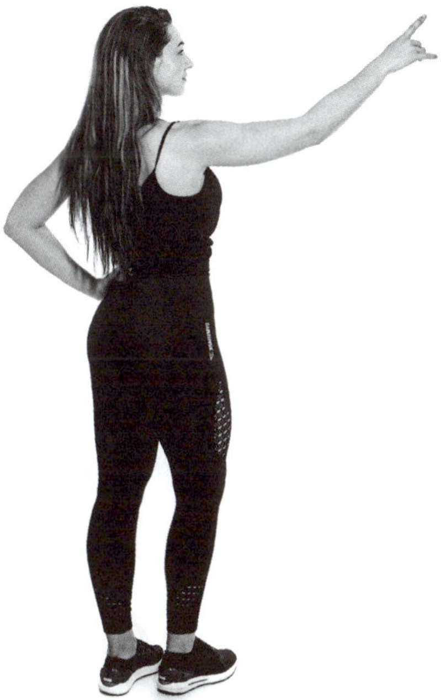

La séance jambes-fessiers

Fente avant
3 séries de 20 reps / jambe
30 sec de repos entre chaque série

Squat
3 séries de 20 reps (avec haltère de 5kg)
30 sec de repos entre chaque série

Fente latérale
3 séries de 20 reps / jambe
30 sec de repos entre chaque série

Relevé de bassin
3 séries de 20 reps (avec haltère de 5 kg sur le bassin)
30 sec de repos entre chaque série

Surrender
3 séries de 30 sec
30 sec de repos entre chaque série

Pas d'haltère? Hop! Un sac à dos dans lequel je place 5 kg de livres!

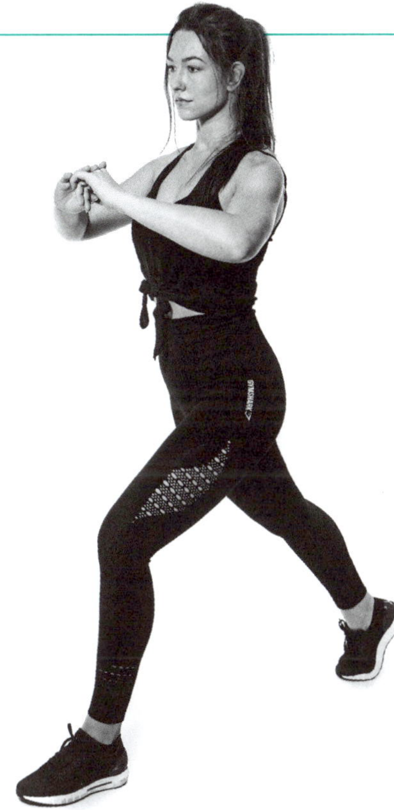

NB: nous ne sommes pas dans du cardio! Vos mouvements doivent être propres, contrôlés, et lents sur la descente. Prenez le temps de bien respirer, d'assimiler votre mouvement.

J'ai réussi mon challenge +5

- ❑ Je me félicite, j'ai beaucoup progressé!
- ❑ Je recommence dans quelques jours, car j'y arriverai!

Mini challenge nº

12

0% graisses trans!

Les objectifs

Non, «graisses trans» n'est pas une abréviation de transgénique! Il s'agit bien de leur vrai nom.

Dans l'alimentation équilibrée, saine et sportive, je suis plutôt opposée à la suppression totale d'une catégorie d'aliments. Gluten, viande, sucre, graisse saturée... En consommer ou pas, c'est un choix personnel. Je ne me permettrais pas de vous donner «l'ordre» de supprimer telle ou telle chose de votre alimentation. Sauf pour les graisses trans!

Outre le fait de ne strictement rien apporter à votre corps, elles mettent votre santé en danger. Un apport journalier d'AGT (acide gras trans) supérieur à 2% de l'apport énergétique total accroît en effet significativement le risque de maladies cardiovasculaires.

Les moyens d'y parvenir

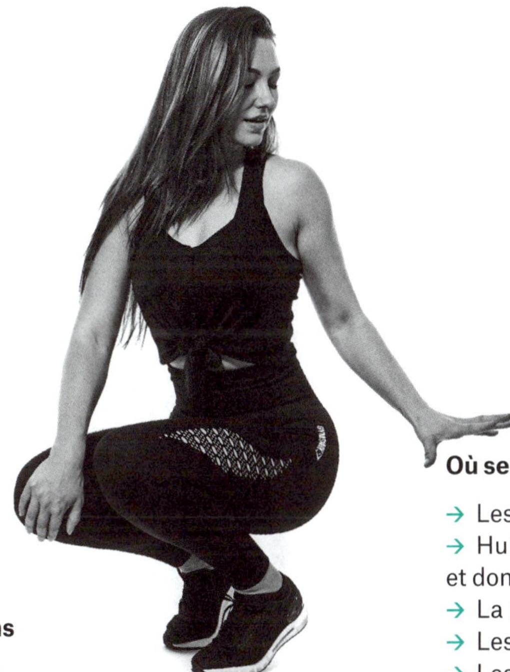

7 jours, 0 graisse trans

Vous l'aurez remarqué, certains de ces produits font également partie de notre challenge « 0 plat industriel ». Aujourd'hui, nous poussons plus loin! L'objectif, tenir 7 jours sans aucune consommation de graisse trans!

Comment les reconnaître sur vos étiquettes?

Huiles, graisses, ou acides gras mentionnés, comme **hydrogénés ou partiellement hydrogénés gras-trans**, ou *shortening* (en anglais).

Où se cachent-elles?

→ Les sandwichs
→ Huiles de fritures et donc frites, beignets...
→ La margarine
→ Les viennoiseries
→ Les gâteaux apéritifs salés
→ Les pâtes à pizza, pâtes feuilletées, pizzas industrielles
→ Les gâteaux secs
→ Les soupes déshydratées
→ Les plats cuisinés
→ Les barres chocolatées...

J'ai réussi mon challenge

❏ Je me félicite, je n'ai en effet pas besoin de ces produits!

❏ Je réduirai au fur et à mesure

Que faire si...

JE N'AIME PAS LES LÉGUMES

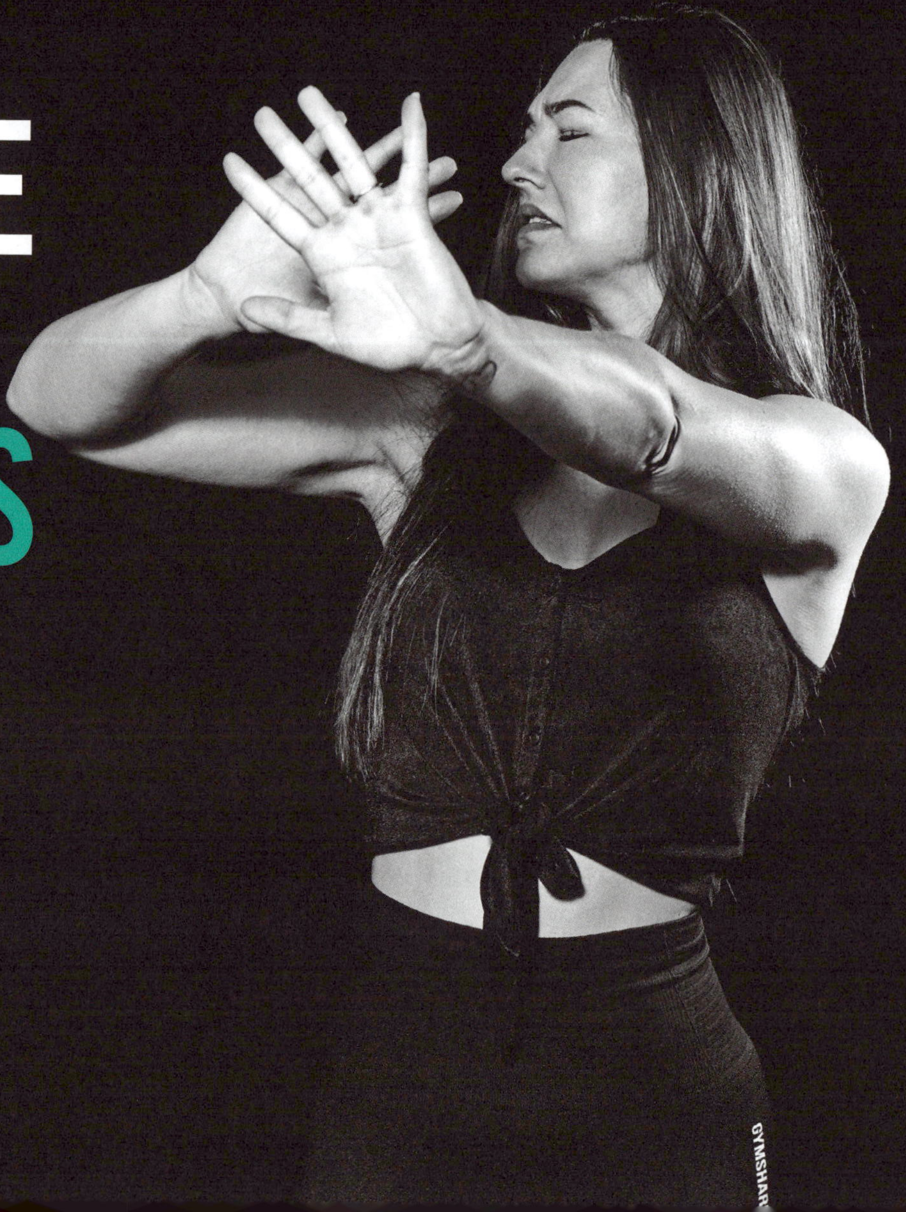

J'ajoute des épices

Moi-même je ne raffole pas de certains légumes. Mon astuce est tout simplement de les cuisiner avec des épices dont je suis fan, type paprika, curcuma, ou curry ! Le goût prononcé des épices viendra prendre le dessus sur celui des légumes !

Je les mélange

Plutôt que de diviser légumes/féculents/protéines, faites un mix. Comme une salade, ou sur le principe du riz cantonais. Une autre astuce est de les fondre dans une omelette.

J'utilise des huiles parfumées

Toujours dans l'idée de ruser, je fais très souvent cuire mes aliments avec par exemple de l'huile de coco. En plus de parfaitement résister à la cuisson, elle modifiera le goût de certains de vos légumes !

Je modifie la texture

Il m'est impossible de manger certains légumes seuls à cause de leur consistance ou leur texture. En revanche, en purée ou en soupe, je m'en ferais des litres ! Essayez! Vous pourrez ainsi faire de nombreuses associations, vous amuser sur les mélanges, adoucir le goût avec des pommes de terre, des patates douces ou des potirons !

Je teste les smoothies sucrés/salés

En collation, je suis adepte des smoothies protéinés maison. Si je manque de fibres, il m'arrive régulièrement d'y ajouter des légumes types concombres, courgettes, carottes ou betteraves. Ce qui vous offre une préparation riche en micronutriments. Vous mangez des légumes sans même le savoir !

Mini challenge n°

13

Vaincre la peur de bosser le haut du corps

Les objectifs

Autant les hommes n'ont aucun souci avec l'idée de travailler le haut du corps, pour les femmes c'est encore une autre histoire.

Beaucoup craignent de ressembler à Vin Diesel. C'est absurde ! Les femmes, en raison de leur conception hormonale, ont une capacité de prise musculaire limitée et les exercices que je propose ne vous transformeront jamais en Musclor.

Les moyens d'y parvenir

Voir fiches "Les échauffements articulaires" → Pages 70
"Les mouvements de base" → Pages 71 à 75

Avez-vous déjà eu l'impression, en position planche classique, que vos épaules lâchaient avant votre sangle abdominale? Je suis certaine que oui. Chaque muscle est lié à un autre, pour former un tout. Un bon squat n'est pas possible sans un dos musclé. Une belle planche ne se fait pas sans des épaules renforcées...

Un autre point non négligeable: plus vous travaillerez de muscles, plus vous construirez de masse musculaire et plus vous brûlerez de gras! Une bonne masse musculaire vous permet de consommer plus d'énergie au repos (métabolisme basal). Ainsi, votre corps réduira naturellement votre masse graisseuse!

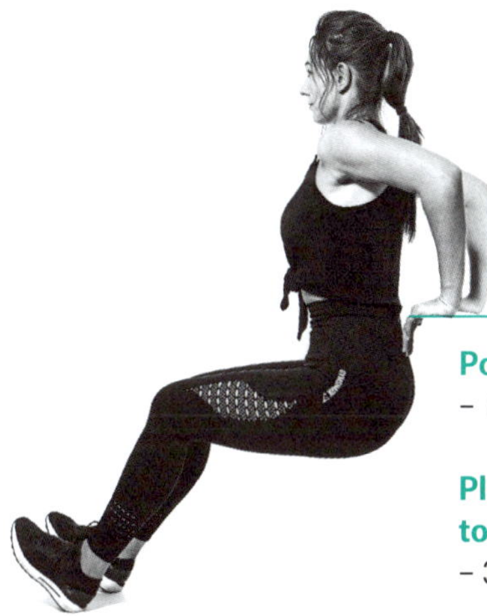

Mon training haut du corps

Échauffement articulaire

→ grands cercles de bras (30 sec)

→ croisement de bras face à vous (30 sec)

→ élévations latérales à vide (30 sec)

Pompes sur genoux
– 3 séries de 10 reps

Planche bras tendus avec touché épaules
– 3 séries de 30 sec

Triceps dips
–3 séries de 10 reps

Oiseau (avec bouteilles d'eau) – 3 séries de 10 reps

Cercle serré de bras
– 3 séries de 30 sec

J'ai réussi mon challenge?

❑ Je me félicite

❑ Je recommence le challenge dans quelques jours

Mini challenge nº

14

J'intègre le stretching une fois par semaine

Les objectifs

Après votre training, ou en séance seule, les étirements sont non seulement nécessaires, mais également un pur moment de bien-être!

Avec l'avancée de nos challenges, vous avez progressé, probablement souffert. Aujourd'hui, je vais vous apprendre à relâcher la pression aussi bien musculaire que mentale.

Contrairement aux idées reçues, les étirements ne permettent pas de supprimer les courbatures. Mais ils ont beaucoup d'autres bénéfices, tout d'abord le fait d'assouplir vos muscles et d'éviter les rigidités.

Lorsque vous travaillez un muscle, vos fibres musculaires se brisent et se raccourcissent. Les étirements, à l'inverse, vont étendre vos muscles, leur offrir une meilleure souplesse, une meilleure amplitude de mouvement.

Les moyens d'y parvenir

Voir fiche "Le stretching" → Pages 76 et 77

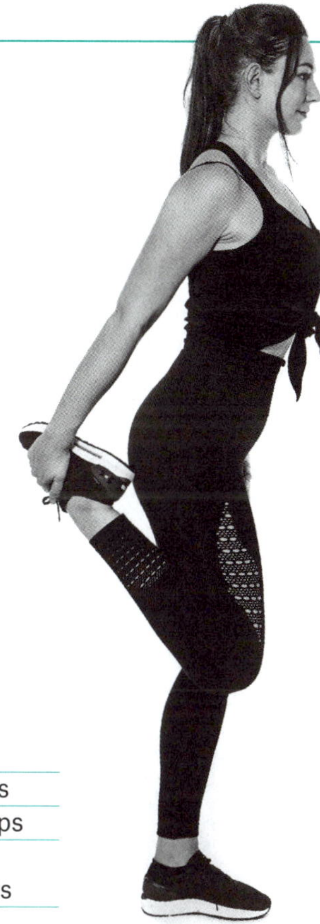

Avant toute chose, entourez-vous d'une ambiance adéquate. Des bougies, une musique douce, une lumière tamisée, baissez un peu les volets. Ce moment est propice à la détente, à l'écoute de votre respiration.

3 règles

→ Un étirement peut être désagréable, mais certainement pas douloureux. Si le mouvement vous fait souffrir, retenez-le.

→ 30 secondes minimum par mouvement. En dessous, votre muscle n'a pas le temps de comprendre qu'il doit se relâcher.

→ Pas d'à-coups. Le mouvement doit être progressif, sans aucun va-et-vient.

Les mouvements

- Étirement de la sangle abdominale
- Étirement des lombaires
- Étirement des quadriceps
- Étirement des ischio-jambiers / fessiers
- Étirement des fléchisseurs de hanche
- Étirement des épaules
- Étirement des biceps / pectoraux
- Étirement des triceps
- Étirement du cou

J'ai réussi mon challenge?

❏ Je conserve cette routine 1 fois par semaine

❏ Je réduis un peu la séance, la prochaine fois sera la bonne!

Que faire si...

JE SUIS MALADE

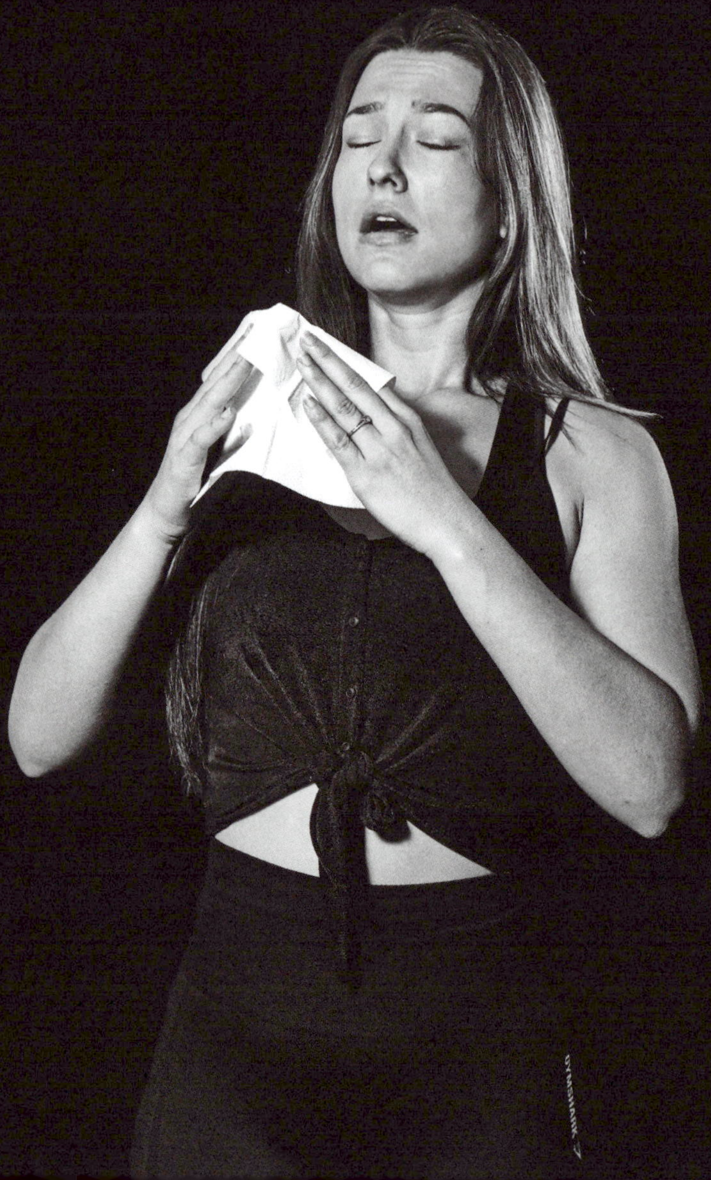

J'opte pour une alimentation santé

Recherchez ce qui fera du bien à votre corps! Les vitamines bien sûr (des fruits), et les fibres pour votre bien-être intestinal (patates douces, riz basmati, légumes...).

Évitez tout ce qui peut vous alourdir.

En règle générale, malade ou patraque, on mange peu. Allégez vos repas en supprimant d'autant plus tout ce qui est soda, sauces, lactose (yaourt, fromage blanc, fromage...), charcuterie, et produits à base de farine blanche (pates, pain blanc...).

Je ne me laisse pas abattre, j'évacue les toxines

Si vous tenez debout et que vous êtes rassurée sur le caractère bénin de votre maladie après avoir consulté un médecin (rhume, grippe, etc.). soignez le mal par le mal! Transpirer est un excellent moyen d'évacuer! Inutile de chercher la grande performance sportive durant cette période de rétablissement. Par contre, vous pouvez tenter de vous faire une bonne séance cardio sous forme de Hiit à la maison. Allongez un peu le temps de repos pour pouvoir tenir, faites en fonction de votre (mé)forme du moment.

Évitez également les sauts, votre équilibre n'est probablement pas au top, vous risqueriez une mauvaise chute.

Mon HIIT spécial convalescence

→ Squat
→ Crab
→ Mountain climber
→ Planche
→ Pompes (sur genoux si besoin)

20 secondes d'exercice / 40 secondes de repos

Reproduire le circuit jusqu'à obtenir 15 à 20 min de training.

Voir fiche "Les mouvements de base"
→ Pages 71 à 75

Mon tips perso

Je me prépare un bon bain chaud avec quelques gouttes d'huiles essentielles.
Maître mot: relaxation, évacuation, bien-être.
Vous n'avez pas de baignoire? Votre douche fera diffuseur! Déposez un flacon ouvert d'huiles essentielles sur le carrelage. Avec la chaleur et la vapeur, votre profiterez des bienfaits tout au long de votre toilette!

Mini challenge nº

15

Je me nourris malin

Les objectifs

Je ne mange pas. Je nourris mon corps.

Avec notre société d'abondance, nous avons perdu toute notion de la nutrition intelligente, soit le fait que chaque aliment apporte un nutriment essentiel à notre corps et non pas que du plaisir gustatif.

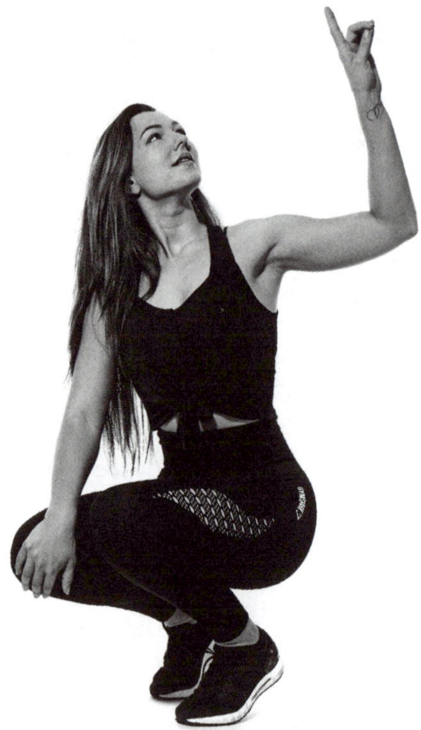

Les moyens d'y parvenir

Imaginez votre corps comme une magnifique machine, qui fonctionne à partir de trois sources de carburant. À partir d'aujourd'hui, votre nutrition aura pour but de gérer au mieux ces trois sources, pour un corps en pleine puissance, en pleine santé!

Les glucides, dont 1 gramme vous apporte 4 kcal

Les glucides vous fournissent l'énergie, c'est le carburant principal de votre corps. Aucun effort, pas même la concentration ou la réflexion, n'est possible sans apport de glucides.

Les lipides, dont 1 gramme vous apporte 9 kcal

Le carburant secondaire, il entre en jeu dans le bon fonctionnement de vos organes et de votre cerveau. Les bons lipides sont indispensables à votre corps, et ne doivent certainement pas être supprimés comme certains régimes marketing vous le proposent.

Les protéines, dont 1 gramme vous apporte 4 kcal

Elles ont un rôle structurel, dans la construction de vos cellules, de vos organes, et de vos fibres musculaires. Vos cheveux, c'est des protéines. Votre peau, c'est en partie des protéines. Vos muscles, c'est des protéines.

❶ Sur votre total calorique, votre consommation de protéines doit être d'environ 1,6 g par kilo de poids du corps. Autrement dit, si vous faites 60 kg, cela correspond à 96 g (60 x 1,6).

❷ Votre consommation de lipides quant à elle doit tourner autour de 1g par kilo de poids du corps.

❸ Les glucides, pour finir, composent alors le reste de votre total calorique, et sont donc plus abondants!

J'ai réussi mon challenge?

❑ Oui

❑ Non

Mini challenge n°

16

Le mental avant tout!

Les objectifs

Lors de notre dernier challenge abdos/cardio, nous avons franchi la barre des 30 secondes. Aujourd'hui est un grand jour, nous passons le cap des 45 secondes.

Level-up ! L'un des secrets de votre progression, aussi bien physique que mentale, est l'idée de « surcharge progressive ». Viser haut, c'est parfait. Se surestimer, c'est dangereux. Les bases que nous sommes en train d'installer doivent être définitives et sécuritaires.

Mentalement, l'idée d'un niveau supérieur et d'un nouveau challenge vous oblige à vous surpasser. En tant qu'être humain, c'est également ce qui nous fait avancer chaque jour!

Ensemble, nous progressons proprement par des étapes clés. Pourquoi vous obliger à tenir directement 1 minute sur votre gainage, si c'est pour ne pas y arriver? N'est-il pas plus encourageant de commencer petit, donner à votre corps le temps qu'il demande et à chaque fin de challenge vous offrir le fameux «J'ai réussi! Je n'abandonnerai plus!»?

Les moyens d'y parvenir

Voir fiche "Les mouvements de base" → Pages 71 à 75

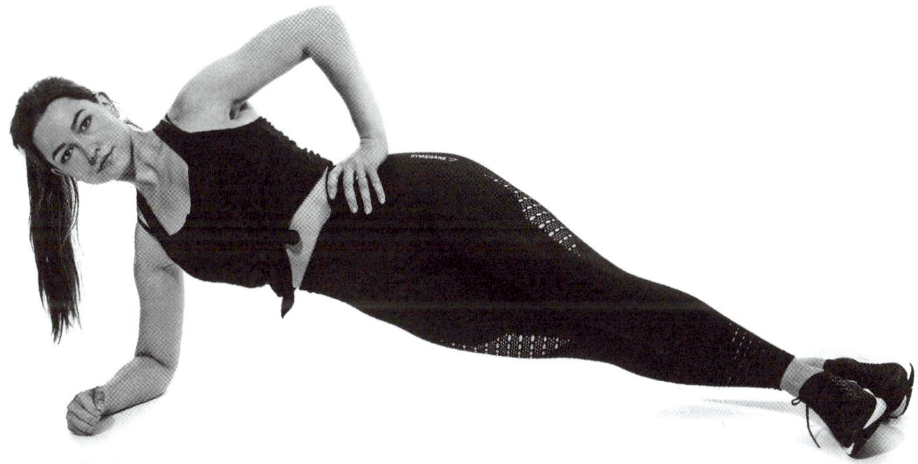

Gainage (16 minutes)

Planche frontale
4 séries de 45 sec.
Laisser 10 sec entre chaque série. *Total 3'40.*

Planche latérale
4 séries de 45 sec pour chaque côté.
Total 6'.

Gainage lombaire Superman
4 séries de 45sec.
Arrondir le dos 5 sec entre les séries. *Total 3'20.*

Planche bras alterné:
1minute.

Séance gainage: 14 minutes

Je prends 2 minutes de récupération

Cardio (19 minutes)

45 sec d'exercice /
15 sec de repos

→ Squat
→ Montée de genoux
→ Planche bras tendus
→ Jumping Jack

Répéter le circuit jusqu'à obtenir 19 minutes de training.

Durée totale de la séance: 35 minutes.

J'ai réussi mon challenge gainage/ cardio 45'

❑ Je me félicite, j'ai un mental d'acier !

❑ Je recommence dans quelques jours, car j'y arriverai!

Que faire si...

JE VAIS AU RESTO

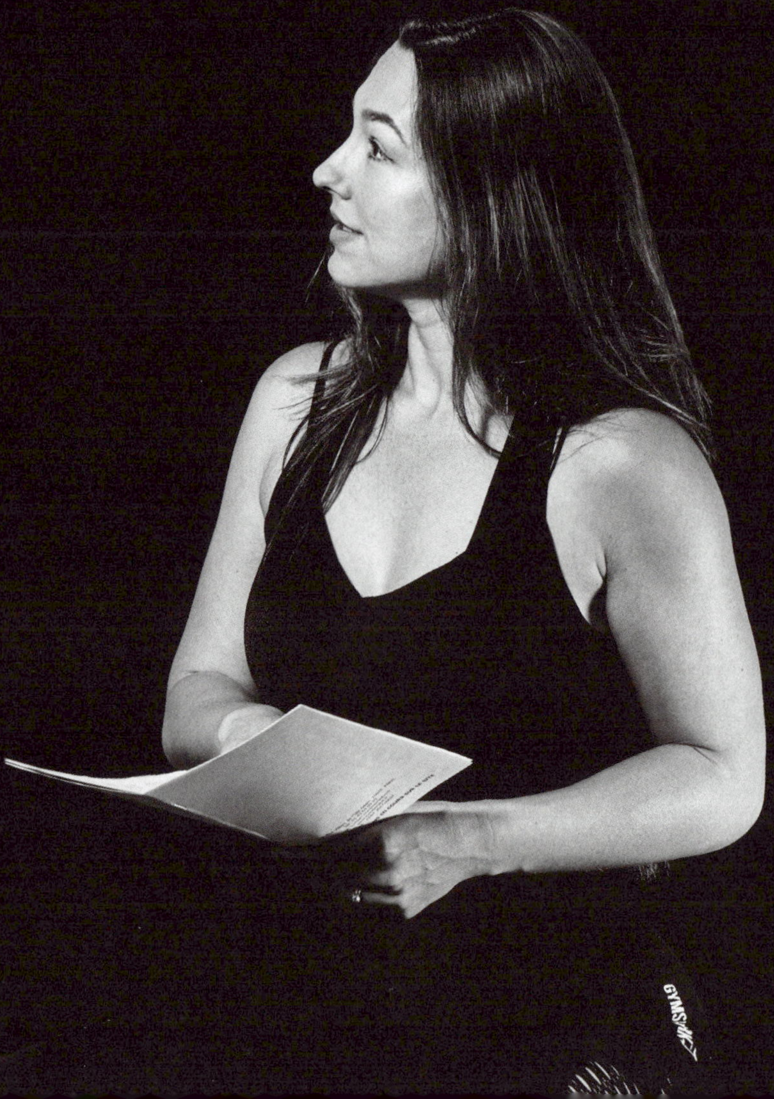

Je ne vide pas la corbeille de pain

L'attente de votre plat peut être longue, parfois interminable, je sais bien. Résultat, on saute sur la corbeille de pain qui nous fait de l'œil. Tenez bon et supprimez cette mauvaise habitude! Des glucides, vous en aurez bien assez dans votre plat. Le pain blanc est non seulement pas top nutritionnellement parlant (indice glycémique élevé, beaucoup de gluten), mais aussi très bourratif.

Je demande la sauce à part

Astuce simple, mais très efficace! Bien souvent, ce qui fait monter en flèche les calories de votre plat, ce sont les sauces.
En demandant celle-ci à part, soit vous n'en mettez pas (l'idéal!), soit vous en gérez la quantité.

Idem d'ailleurs pour les salades. Le choix peut paraître plus sain, et pourtant à cause de la tonne de sauce ajoutée dans celles-ci, les calories peuvent parfois dépasser certains plats paraissant moins diététiques.

J'équilibre les féculents et les légumes

Que votre plat soit composé de viande avec du riz, des pommes de terre, frites ou autres, demandez toujours que l'on vous fasse 50% féculents / 50% légumes. Cela vous permet d'alléger votre plat sans vous frustrer, et vous apporte les micronutriments indispensables comme les vitamines.

Je commence par ce qui me fait le moins envie

Au restaurant, on a l'habitude de se jetersur ce qui nous fait le plus plaisir. C'est humain. Pas d'inquiétude, votre plat ne va pas se sauver! Commencez par ce qui vous fait le moins saliver, comme probablement les légumes. Stratégiquement, si vous commencez à caler, c'est alors ce qu'il y a de plus calorique que vous ne terminerez pas.

Mini challenge n°

17

Je réduis le lactose!

Les objectifs

Le lait animal, le fromage, le fromage blanc… tous ces produits ont un point commun: le lactose. Pendant longtemps, l'humanité ne parvenait même pas à le digérer.

Avec le temps et la modification de notre mode d'alimentation, une mutation génétique a conduit le corps à produire une nouvelle enzyme appelée lactase. Cette enzyme sépare alors le lactose en deux molécules: le glucose et le galactose, offrant ainsi au corps cette possibilité de digestion. Mais certains organismes restent aujourd'hui très sensibles au lactose. D'où les intolérances, voire les allergies. Quant aux autres? Ventre gonflé, soucis de digestion, inconfort, ballonnement, graisse localisée sur le bas du ventre…

Car le lactose, c'est du sucre! *Yes*, du glucose! Votre lait animal, c'est purement et simplement du sucre. Les industriels parleront de calcium, de protéines. Rien de tout cela n'est réel, votre corps absorbera bien plus de calcium dans des sardines que dans du lait!

Les moyens d'y parvenir

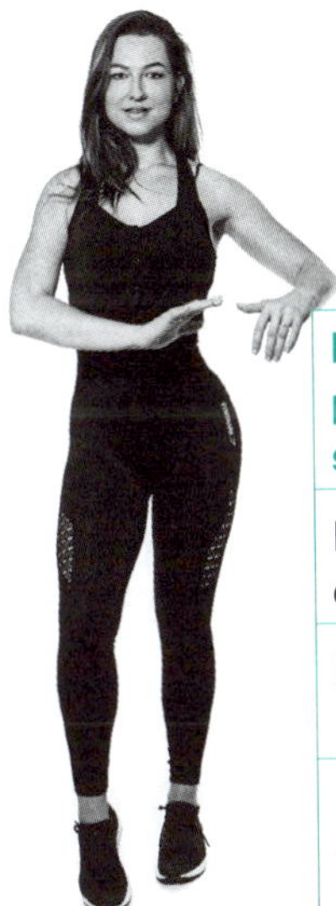

15 jours sans produits laitiers animaux!

La façon la plus simple de réduire le lactose reste de supprimer les produits laitiers animaux. Je vous rassure, vous n'en avez pas besoin, et des alternatives se trouvent très facilement!

Exemple de produits à supprimer	Par quoi je remplace
Lait de vache et de chèvre	Laits végétaux (soja, riz, amande, coco...)
Beurre	Crème de soja, huile de coco (la seule résistant à la cuisson)
Fromage blanc, yaourt	Fromage blanc et yaourt de soja (que je peux aromatiser moi-même à l'aide de fruits, vanille...)
Sauces et soupes industrielles	Je fais maison!
Fromage (surtout à pâte molle)	Graisses animales, lactose, quoi qu'il arrive il ne veut pas votre bien. Aucune réelle alternative n'existe. Dans une alimentation saine, il doit donc rester occasionnel, mais pour notre challenge, nous ferons sans!

J'ai réussi mon challenge

❏ Je minimiserai dorénavant le lactose

❏ Je réduirai au fur et à mesure

Mini challenge nº

18

J'apprends à m'éclater avec une séance fullbody élastique

Les objectifs

Dans le fitness, et même le sport de façon générale, certains me parlent d'ennui. Ils se lassent, et laissent tomber!

Or, le sport, c'est un moment d'éclate, de *lâcher-prise* complet. La seule règle, vos mouvements doivent être propres. Mais outre la technique d'exécution, rien ne vous empêche d'être hyper créatif dans votre training! Le sport, c'est du fun!

Pour ceux et celles qui suivent mes trainings sur YouTube, un accessoire revient extrêmement souvent dans mes vidéos, l'élastique. Je pourrais vous écrire des pavés sur ses avantages, mais celui qui m'importe aujourd'hui est la variété innombrable de mouvements, d'exercices possibles avec uniquement ce petit bout de plastique souple!

Je ne pouvais pas vous écrire cet ouvrage, sans vous proposer un entraînement signature « pas comme les autres », mais pas moins efficace.

Les moyens d'y parvenir

Voir fiche "La séance avec élastique" → Pages 78 et 79

Choisir les bons élastiques

La résistance doit vous permettre d'effectuer le mouvement avec une certaine difficulté. Je vous déconseille les élastiques « à cran », ne permettant pas un mouvement avec une grande amplitude.

Mon conseil

Investissez dans un petit pack, de 3 ou 4 élastiques proposant plusieurs résistances. Ainsi, en fonction de l'exercice et du muscle sollicité, vous pourrez varier la résistance souhaitée.

Ma séance fullbody spéciale élastiques

→ Squats
4 séries de 20 reps.
30 sec de repos entre chaque série.

→ Walk side band
4 séries de 20 sec.
30 sec de repos entre chaque série.

→ Planche
4 séries de 20 sec.
30 sec de repos entre chaque série.

→ Pompes sur genoux
4 séries de 10 reps.
30 sec de repos entre chaque série.

→ Relevés de bassin
4 séries de 20 reps.
30 sec de repos entre chaque série.

→ Biceps curls
4 séries de 20 reps/bras.
30 sec de repos entre chaque série.

→ Tirage dos
4 séries de 20 reps.
30 sec de repos entre chaque série.

→ Extension triceps
4 séries de 15 reps/bras.
30 sec de repos entre chaque série.

NB: nous ne sommes pas dans du cardio! Vos mouvements doivent être propres, contrôlés, et lents sur le retour. Prenez le temps de bien respirer, d'assimiler votre mouvement.

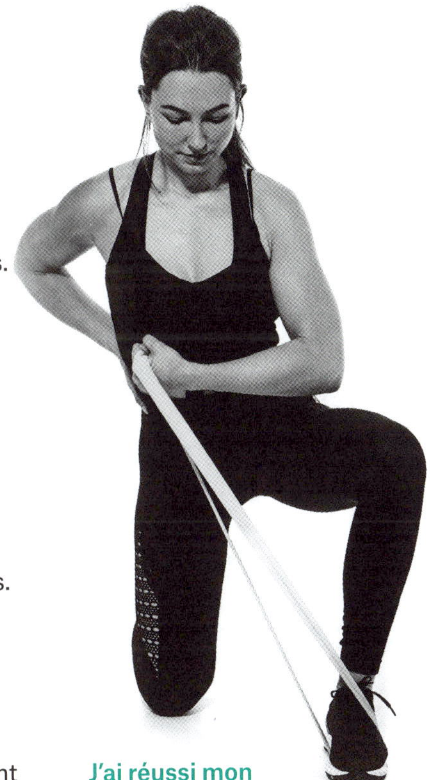

J'ai réussi mon challenge fullbody

❑ *Yes*, le sport c'est fun!

❑ Je recommence dans quelques jours, car j'y arriverai!

Que faire si...

MON ENTOURAGE MANGE MAL

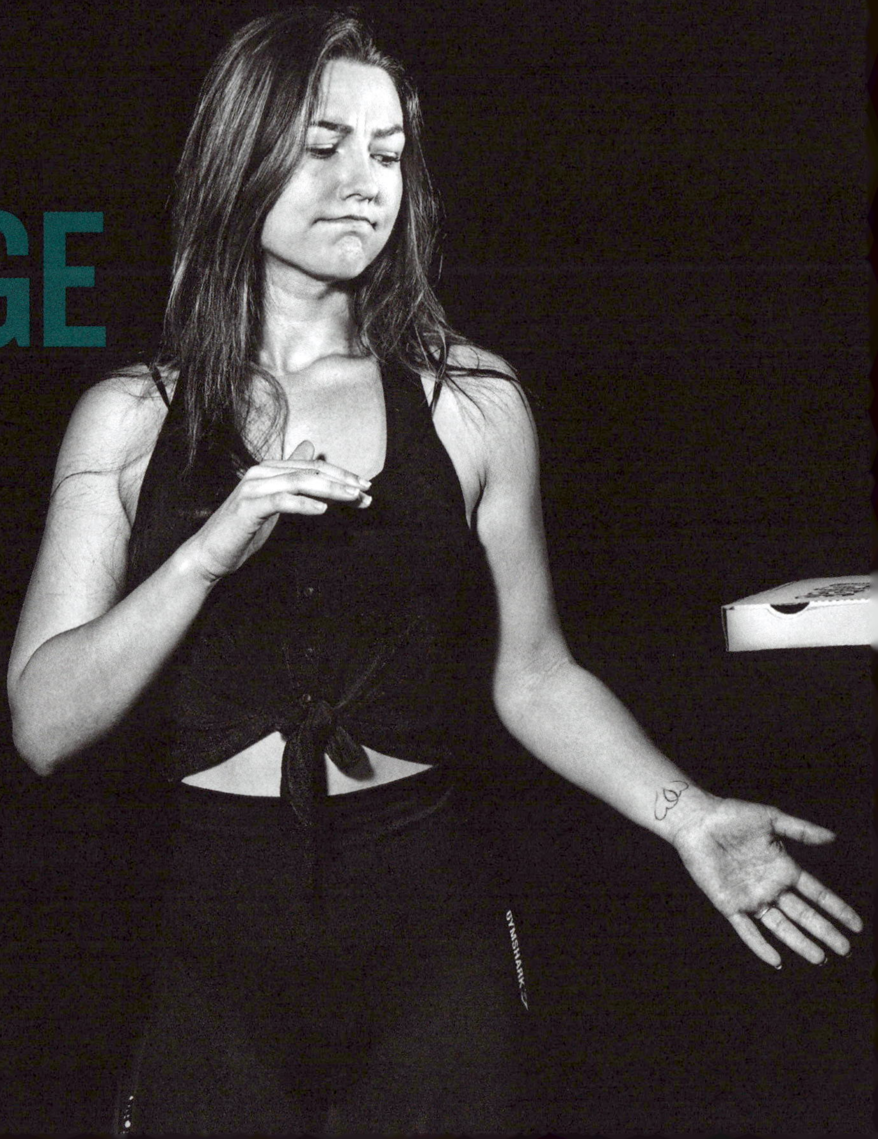

Ce n'est pas une bonne excuse

En coaching privé, j'ai eu le cas de la maman qui m'indiquait que ses enfants ne mangeaient pas de légumes, ou qu'ils goûtaient des sucreries au 4h. J'ai également eu le cas de celle ou celui vivant chez ses parents, et n'ayant pas le choix de ses repas.

On a toujours le choix.

Est-ce vos enfants qui vous achètent les paquets de gâteaux? N'est-ce pas le parfait moment pour leur faire adopter de bonnes habitudes alimentaires? Vos parents seraient-ils vraiment contrariés si vous leur demandiez plus de légumes et moins de pâtes en sauce?

Je sensibilise mon entourage

Vous avez là une magnifique action à faire! Sensibilisez votre famille à la nutrition santé! Expliquez-leur pourquoi vous avez fait ces choix, pourquoi il vaut mieux évitez les plats industriels... Mettez-vous aux fourneaux de temps en temps à la place de vos parents, ou cuisinez avec eux. Prouvez votre bonne volonté.

Évitez impérativement la «bonne raison» du poids, eux n'ont pas forcement besoin de perdre. Par contre, la santé, tout le monde en a besoin!

Petites actions, grands résultats

Vos enfants ont l'habitude du paquet de gâteaux en sortant de l'école. Et s'ils étaient faits maison? Mes grands-parents avaient également pour habitude de me déposer des carrés de chocolat noir sur un peu de beurre, et une tranche de pain complet. Toujours plus sain que la pâte à tartiner, et plus rassasiant! À cela on ajoute un yaourt de soja pour les protéines, dans lequel on dépose un peu de confiture bio.

Si vos parents cuisinent, choisissez de vous servir seule. Vous pourrez ainsi décider de la quantité de féculents, de légumes, de protéines, mais aussi de la taille de votre assiette!

Mini challenge nº

19

On en rajoute pour le haut du corps

Les objectifs

Si vous n'avez pas encore l'habitude de travailler le haut du corps, des courbatures sont probablement apparues. N'est-il pas agréable de découvrir de nouveaux muscles? De se challenger toujours plus en travaillant spécifiquement cette partie du corps ?

Le dos est le muscle le plus fort et un grand composant de votre haut du corps. Le travailler, c'est vous éviter de nombreux maux, mais également vous assurer une belle posture !

Les pectoraux, sont situés derrière la poitrine. Chaque fois que vous poussez vers l'avant un objet, ce sont eux qui travaillent! Vos bras comportent 2 muscles principaux, le biceps et son antagoniste, le triceps.

Vos lombaires et vos abdos sont entièrement reliés. Ils forment comme une gaine entourant votre buste. C'est la colonne vertébrale musculaire de votre corps, vous permettant de vous pencher, pivoter, tousser, et tout bêtement vous tenir debout! Ces muscles doivent être travaillés en profondeur, et avec soin!

Les moyens d'y parvenir

Voir fiches "Les échauffements articulaires" → Pages 70
"Les mouvements de base" → Pages 71 à 75

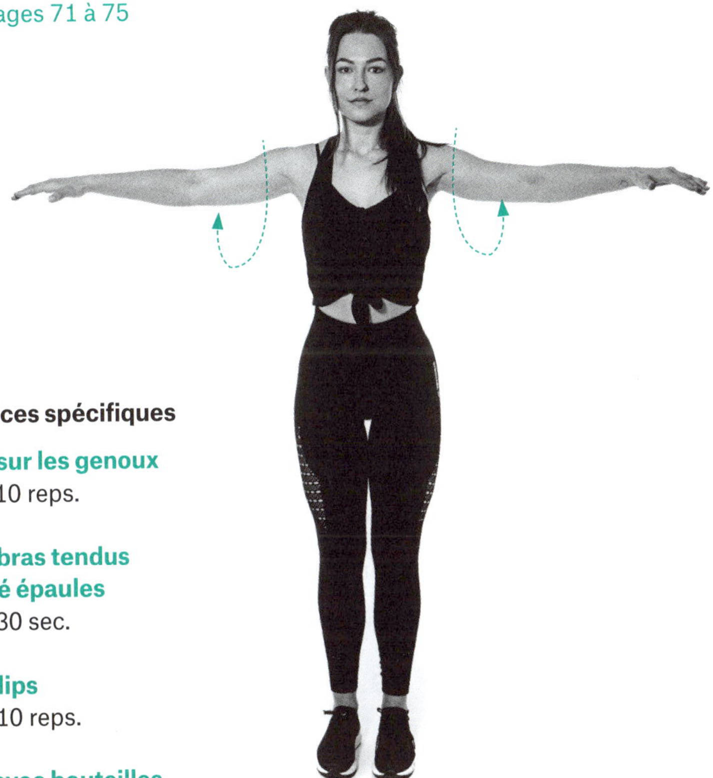

Un échauffement articulaire

→ grands cercles de bras: 30 sec.
→ croisements de bras face à vous: 30 sec.
→ cercles de buste: 30 sec.

Cinq exercices spécifiques

❶ Pompes sur les genoux
4 séries de 10 reps.

❷ Planche bras tendus avec touché épaules
4 séries de 30 sec.

❸ Triceps dips
4 séries de 10 reps.

❹ Oiseau (avec bouteilles d'eau)
4 séries de 10 reps.

❺ Cercles serrés de bras
4 séries de 30 sec.

J'ai réussi mon challenge?

❏ Je me félicite

❏ Je recommence le challenge dans quelques jours

Mini challenge nº

20

Mon challenge à vie !

Le mot de la fin

À travers ces différents challenges et les petites astuces face à vos tracas quotidiens, j'ai souhaité vous démontrer qu'aucun obstacle n'est insurmontable.

Vous aviez peut-être peur de vous lancer, vous avez tenté 100 fois mais laissé tomber. Tout cela, aujourd'hui, c'est loin derrière vous ! Vous revoilà d'aplomb, clés en main pour ne plus jamais lâcher !

Les challenges, qu'ils soient accomplis en un ou trois mois, en un an, peu importe. Mon but est de vous faire admettre que oui, vous avez le mental oui, il y a toujours une solution, oui vous allez conserver des habitudes acquises tout au long de ce coaching.

Vous avez maintenant les bases.

Vous allez au restaurant? Vous partez en vacances? Grosse envie de sucre? Replongez dans votre livre, relisez-le encore et encore, les solutions sont là devant vous, vous les connaissez. Vous savez quoi faire.

Vous n'avez pas besoin de motivation, elle vient, et s'en va aussi vite. Mais chaque challenge surmonté avec brio vous a prouvé que vous aviez le mental, vous aviez la force.

Vous n'avez pas touché au sucre durant 15 jours! Vous avez tenu vos trainings jusqu'au bout, peu importe la difficulté! Après ça, pensez-vous réellement que 3 séances de sport par semaine et quelques ajustements dans votre alimentation sont intenables dans la durée?

Ce livre n'est pas un programme de sport, ni un programme alimentaire. Il est votre coach mental.

Mes conseils pour la suite

❶ Revoyez votre programme régulièrement. Il n'est plus adapté? Je me suis surestimé? J'en veux plus? Replongez dans vos challenges 1 à 4, et modifiez votre programme.

❷ Les challenges sportifs vous ont permis d'acquérir les mouvements de base, les positionnements et le mental. Avec la pratique et le temps, intégrez de nouveaux exercices, de nouveaux équipements, ajoutez des charges. Mais, surtout, ne zappez aucun muscle!

❸ Nutritionnellement, vous savez comment agir, ce qui est bon pour vous, et ce qui l'est moins. Allez-y progressivement, ne passez pas du tout au rien. Vous avez adopté la nutrition intelligente! Après avoir tenu quinze jours sans lactose, en avez-vous réellement besoin? Questionnez-vous!

Il n'y a pas de gros échecs, il n'y a que des petites victoires.

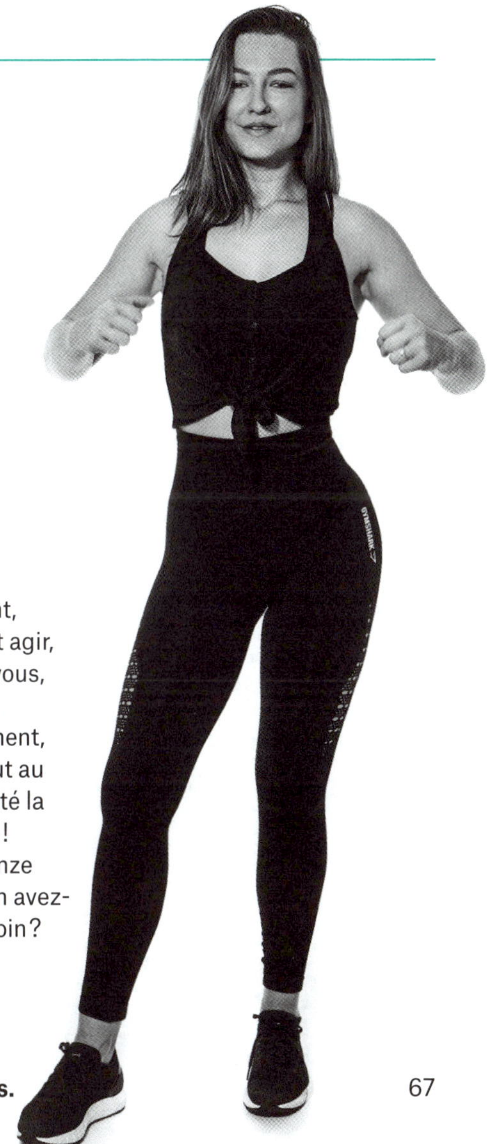

MES FICHES EXERCICES

Les échauffements articulaires

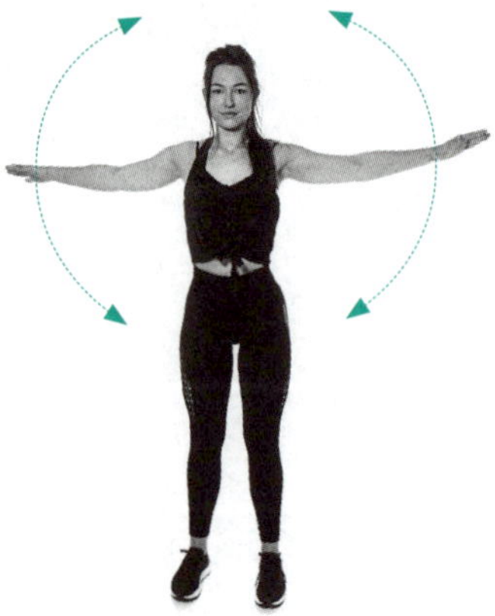

Grands cercles de bras
pendant 30 sec

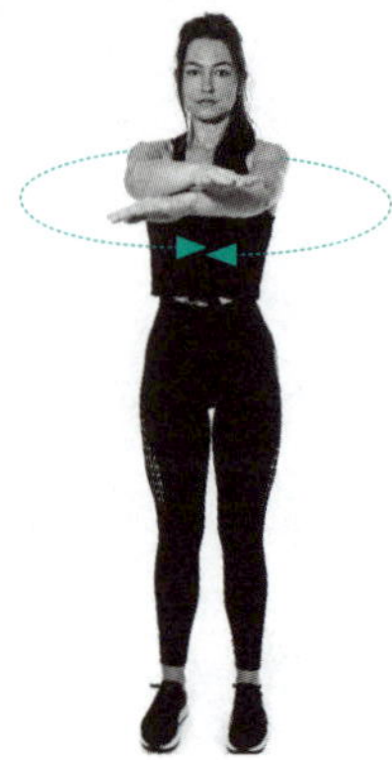

Croisement de bras
pendant 30 sec

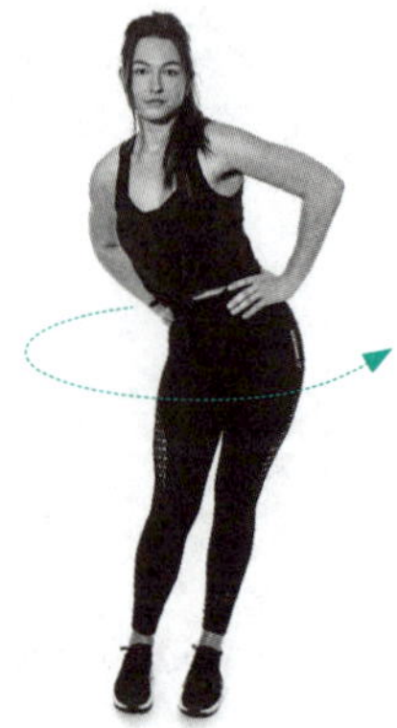

Cercles de buste
dans les deux sens, pendant 30 sec

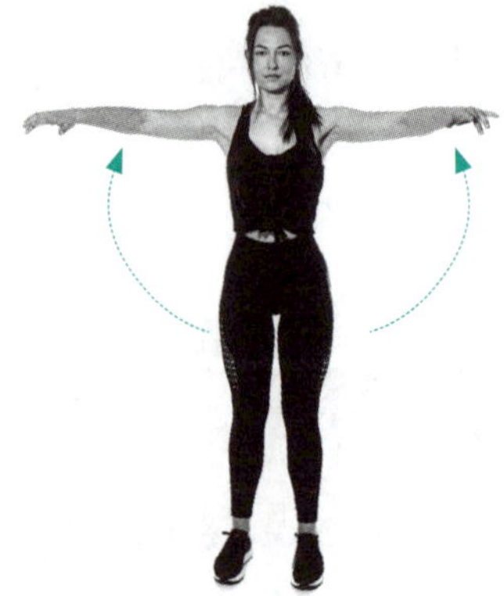

Élévation latérale à vide
pendant 30 sec

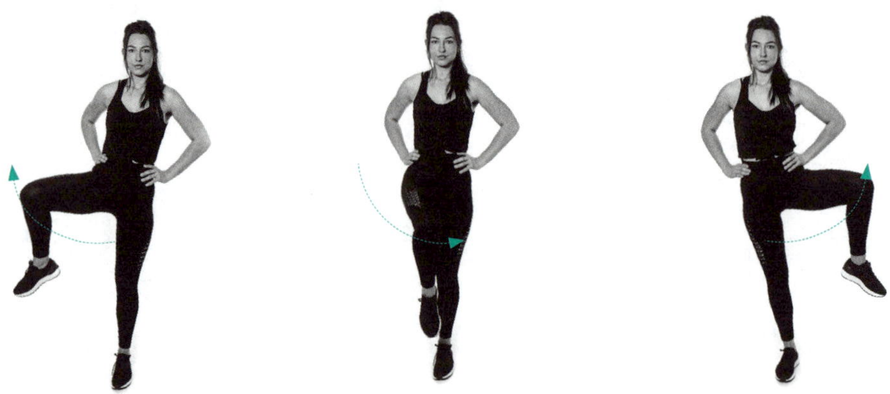

Cercles de genoux
dans les deux sens, pendant 30 sec

Les mouvements de base

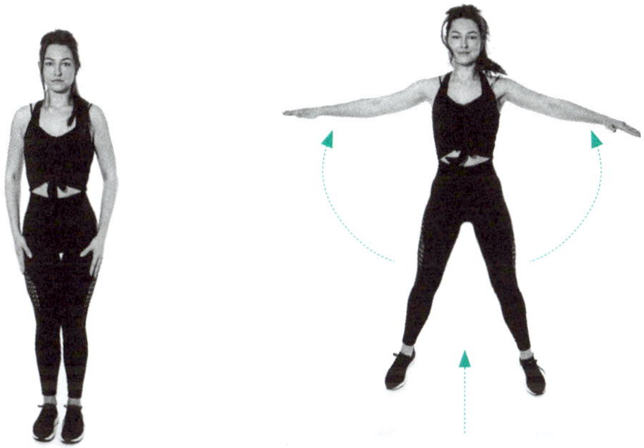

Jumping Jack
pendant 30 sec

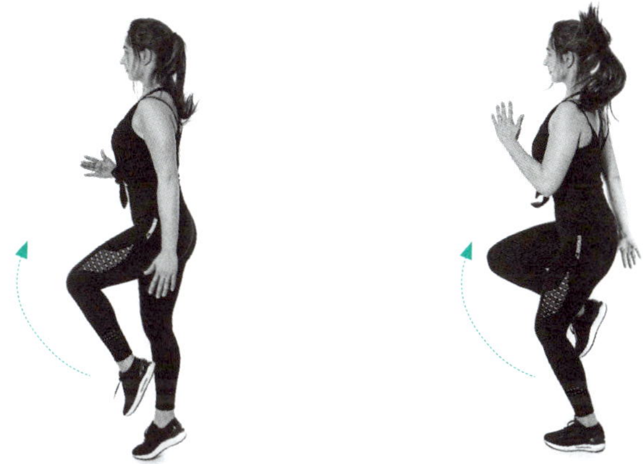

Montée de genoux
pendant 30 sec

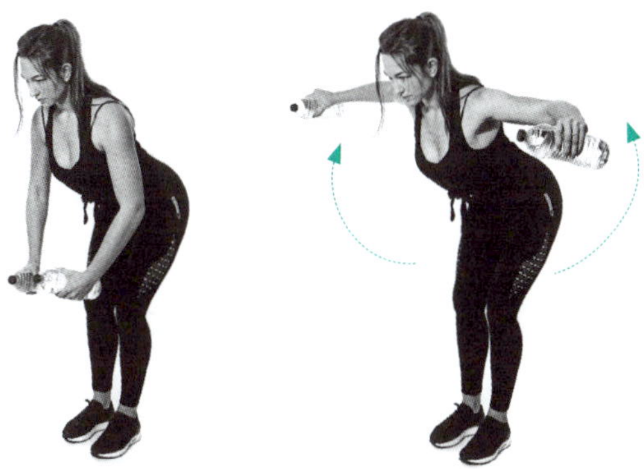

Oiseau (avec bouteilles d'eau)
3 séries de 10 reps

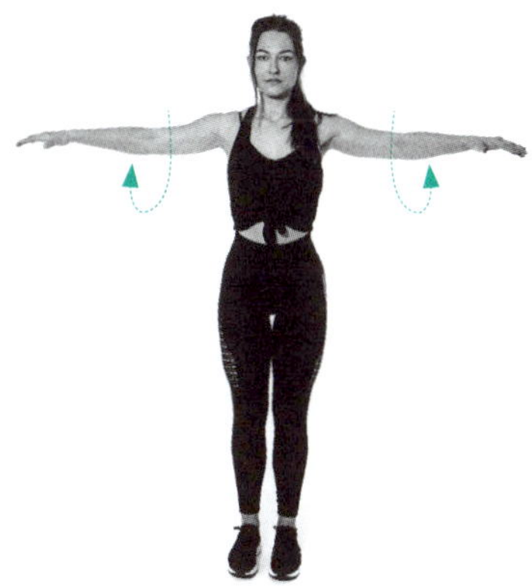

Cercles serrés de bras
3 séries de 30 sec

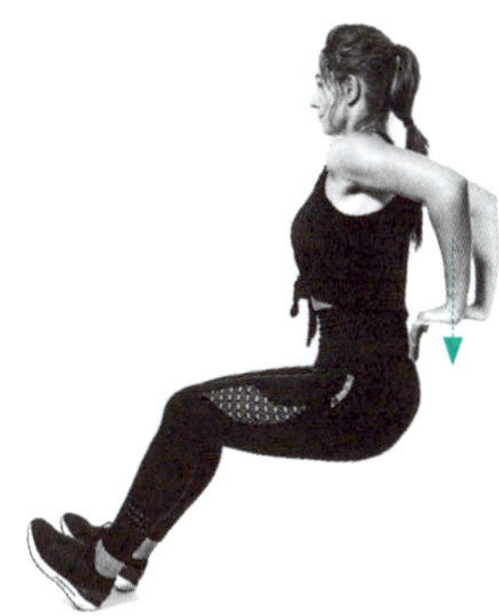

Triceps dips (banc)
3 ou 4 séries de 10 reps

Les mouvements de base

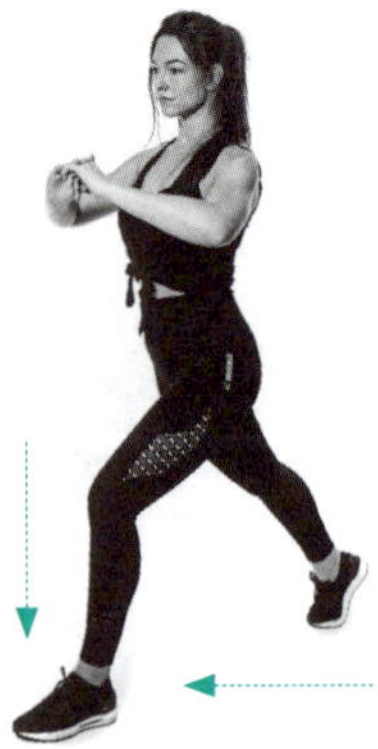

Fente avant
3 séries de 15 reps / jambe

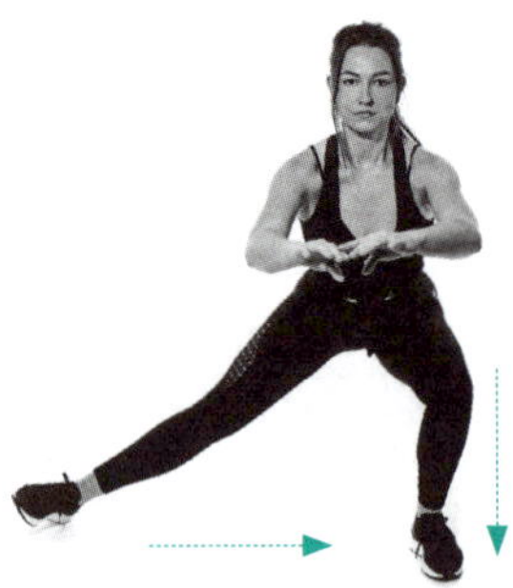

Fente latérale
3 séries de 15 reps / jambe

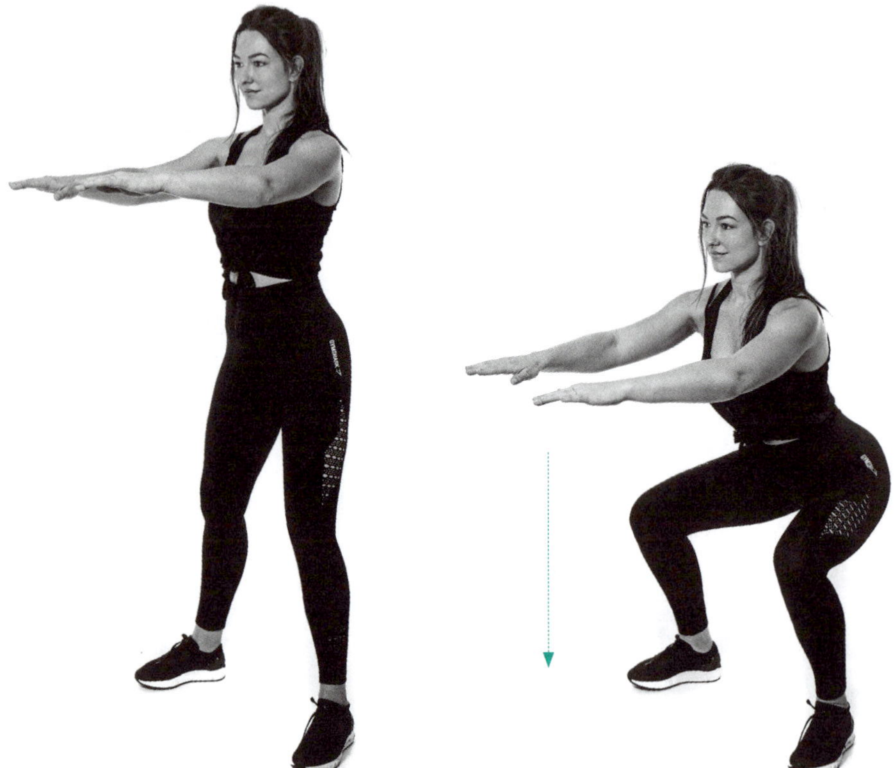

Squat
3 ou 4 séries de 20 reps

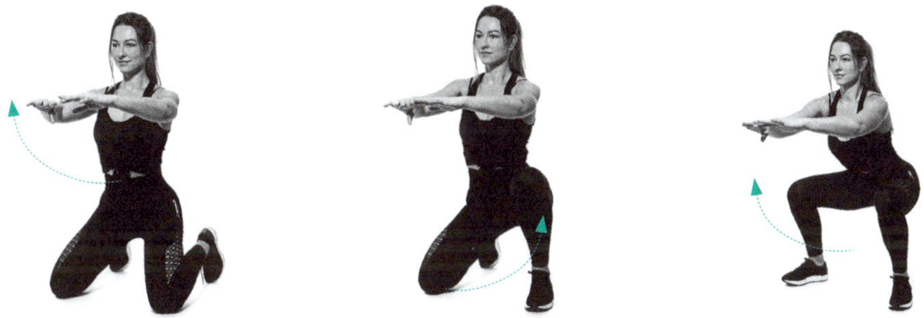

Surrender
3 séries de 30 sec

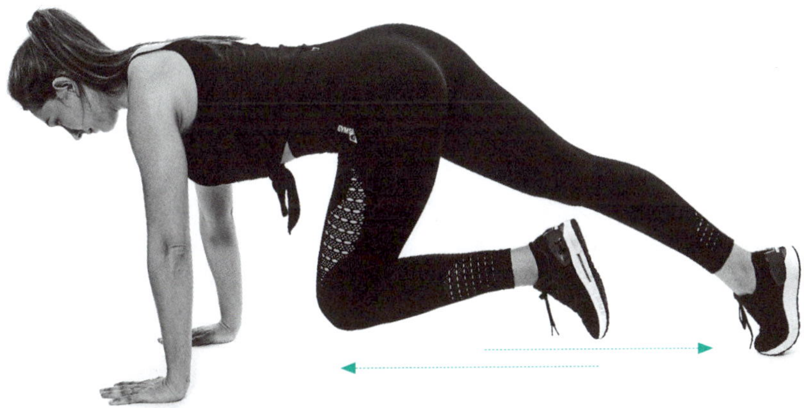

Mountain climber
20/30 sec d'exercice
40 sec de repos

Les mouvements de base

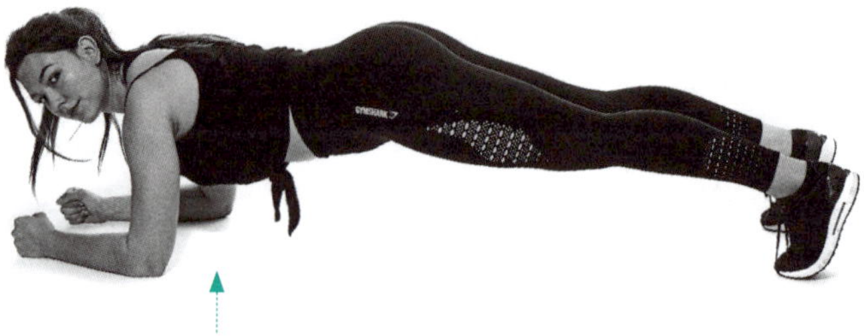

Planche
3 séries de 20 sec, 10secondes de repos

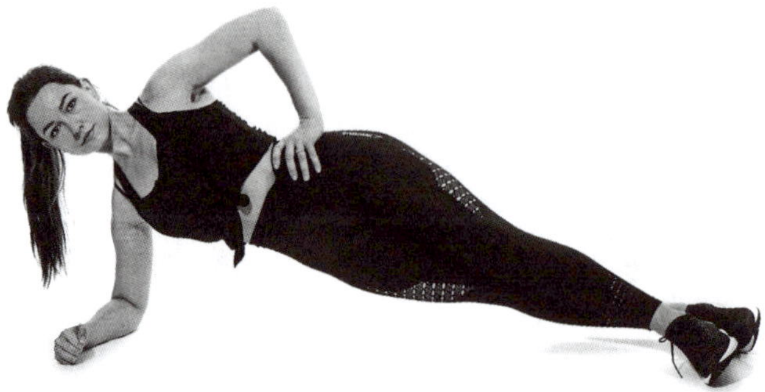

Planche latérale
3 séries de 15 sec pour chaque côté

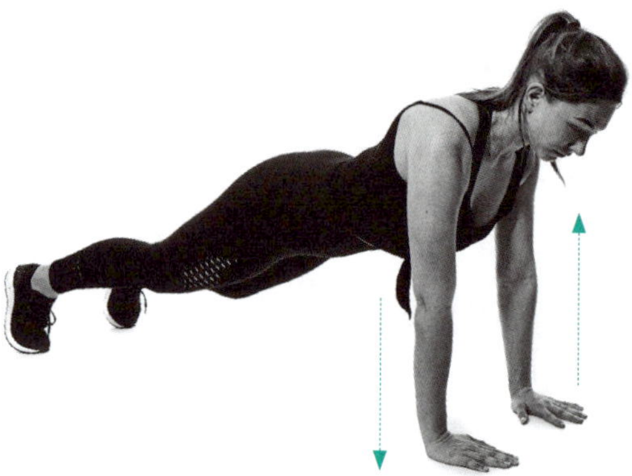

Planche bras alterné
1 minute

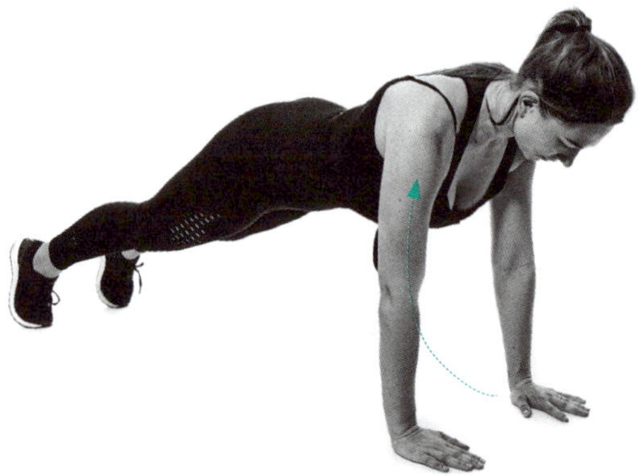

Planche bras tendus avec touché épaules
1 minute

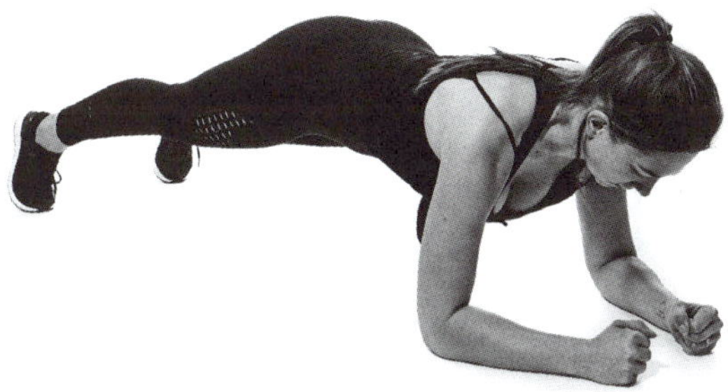

Commando
1 minute

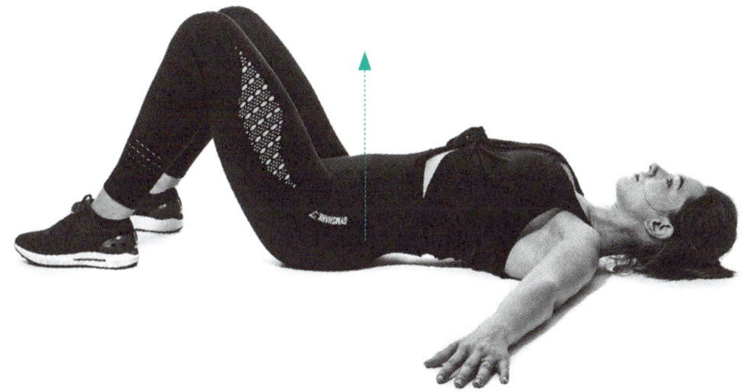

Relevé de bassin (hip thrust)
3 ou 4 séries de 20 reps

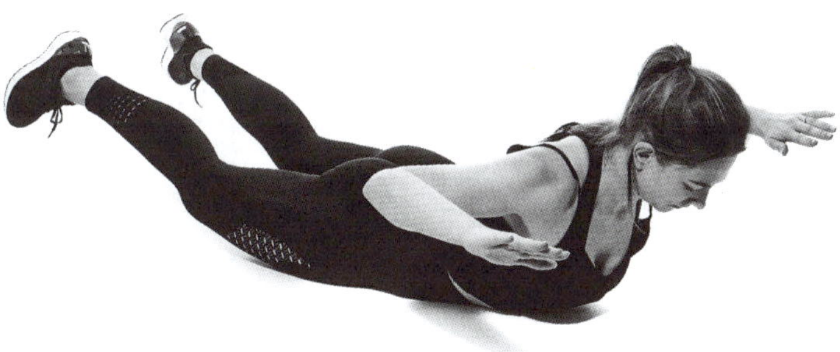

Gainage lombaire Superman
3 ou 4 séries 30 à 45 sec

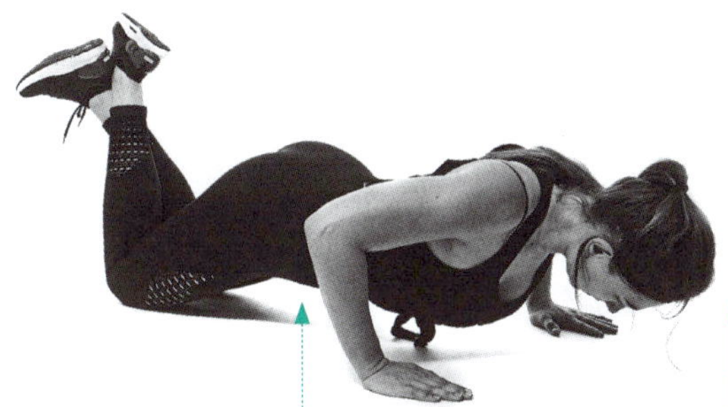

Pompes sur genoux
3 ou 4 séries de 10 reps

Le stretching

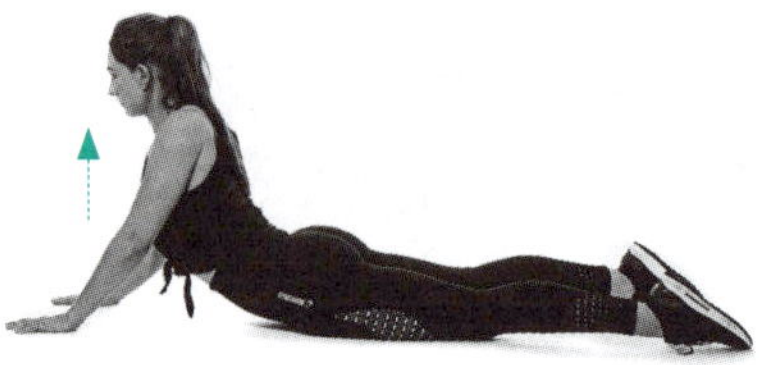

Étirement de la sangle abdominale 20 / 30 sec

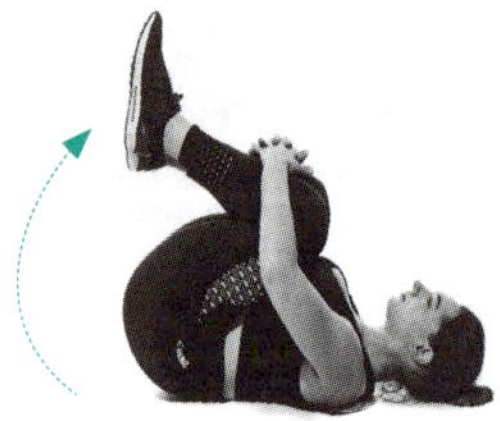

Étirement des lombaires 20 / 30 sec

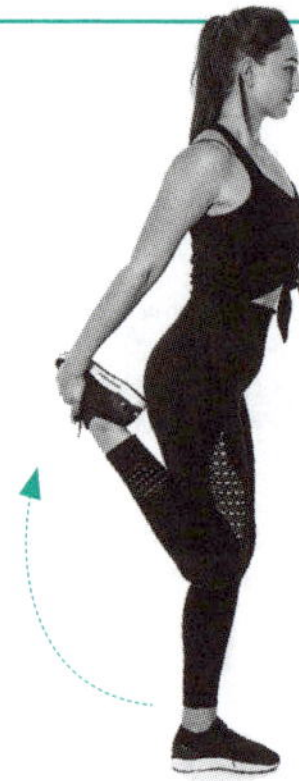

Étirement des quadriceps 20 / 30 sec

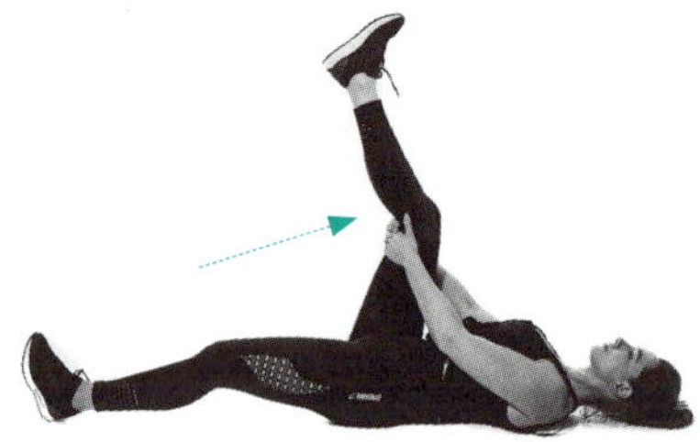

Étirement des ischio-jambiers / fessiers

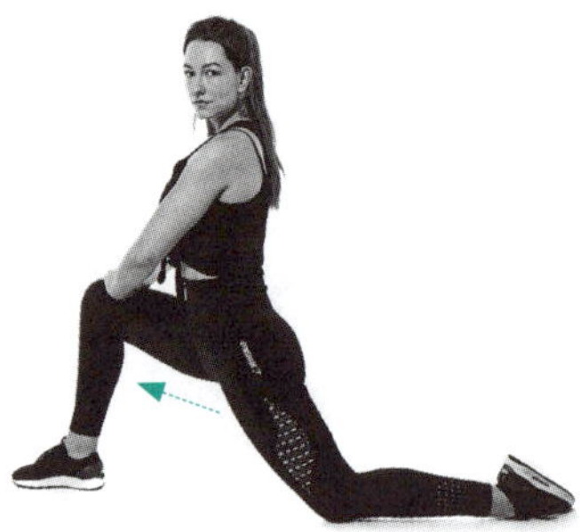

Étirement des fléchisseurs de hanches 20 / 30 sec

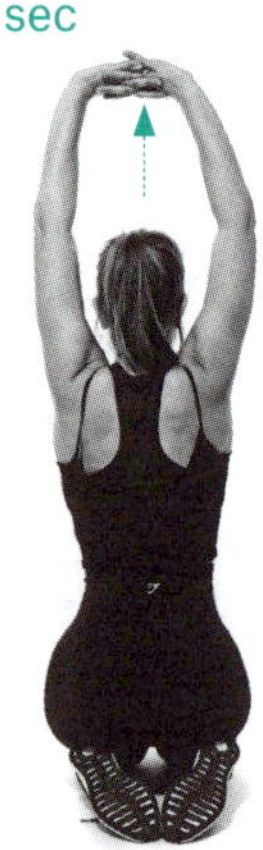

Étirement des épaules 20 / 30 sec

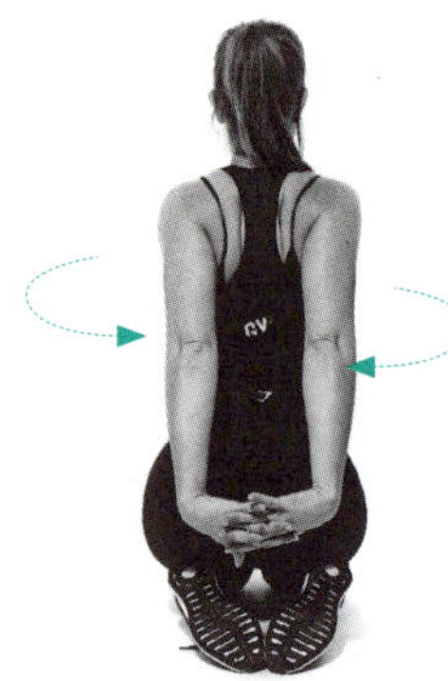

Étirement des biceps / pectoraux 20 / 30 sec

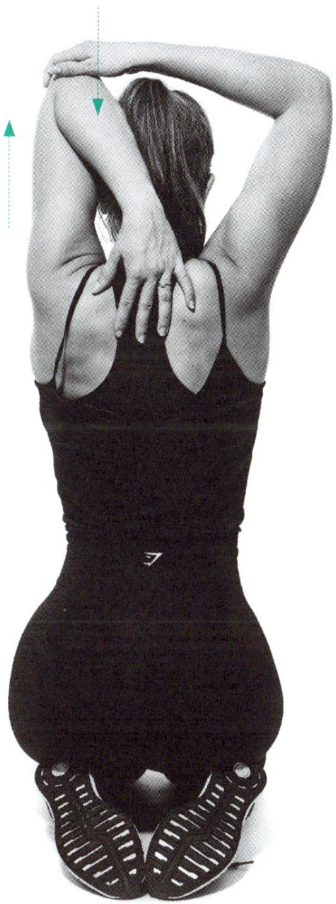

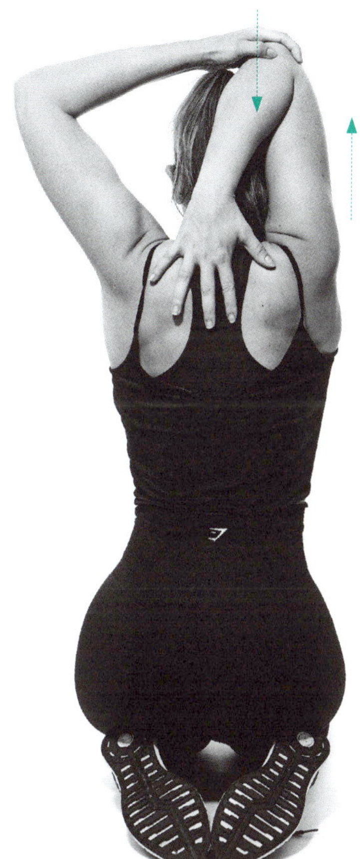

Étirement des biceps
20 / 30 sec chaque bras

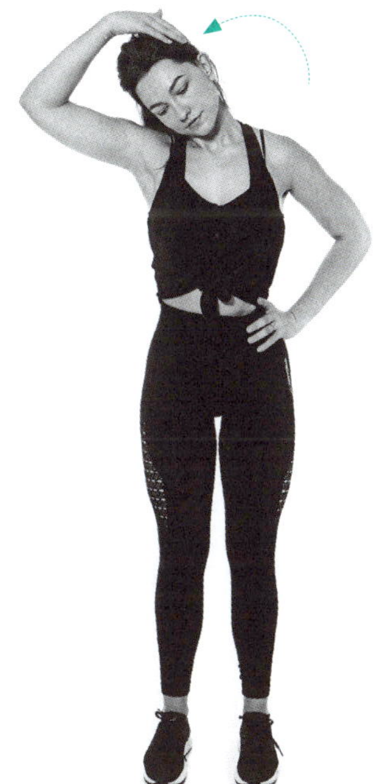

Étirement du cou
20 / 30 sec

La séance avec élastique

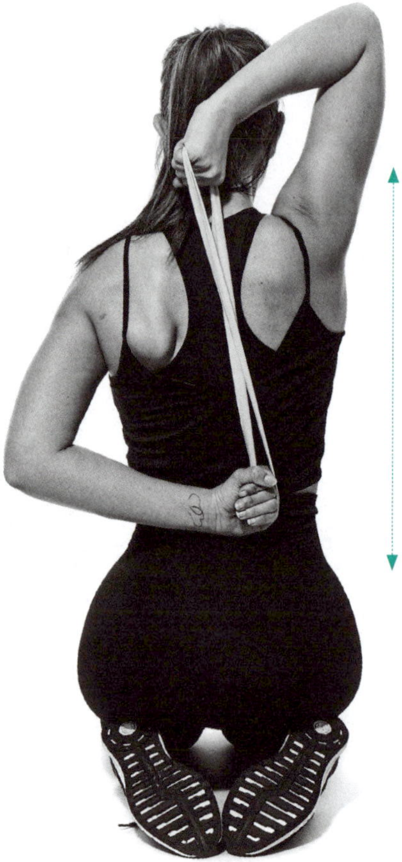

Extension triceps
4 séries de 15 reps/bras, 30 sec de repos

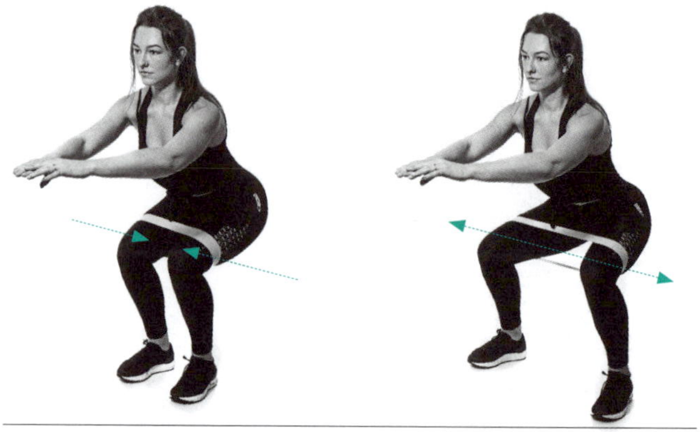

Walk side band
4 séries de 20 secondes, 30 sec de repos

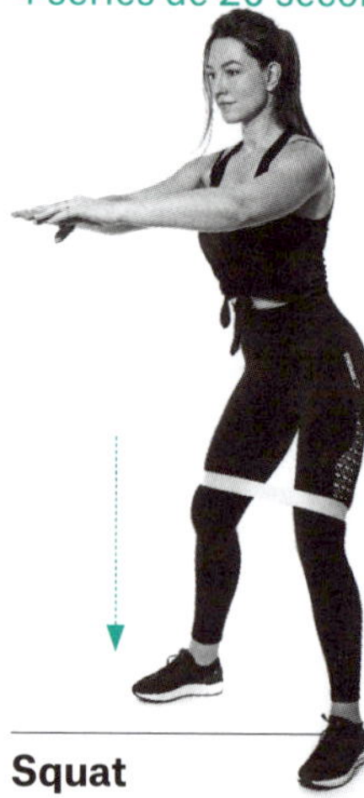

Squat
3 ou 4 séries de 20 reps

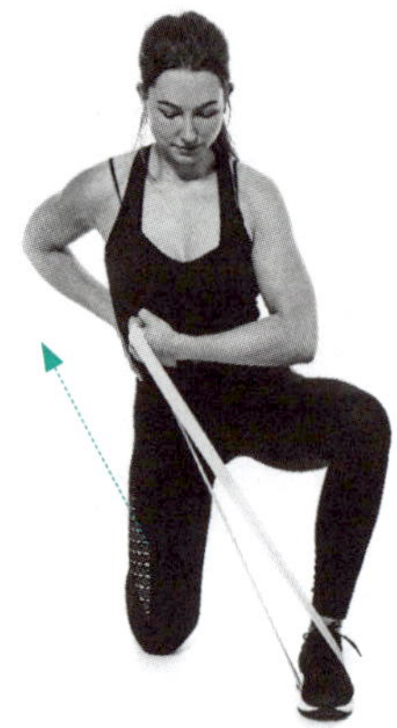

Bisseps curl
4 séries de 20 reps/bras
30 sec de repos

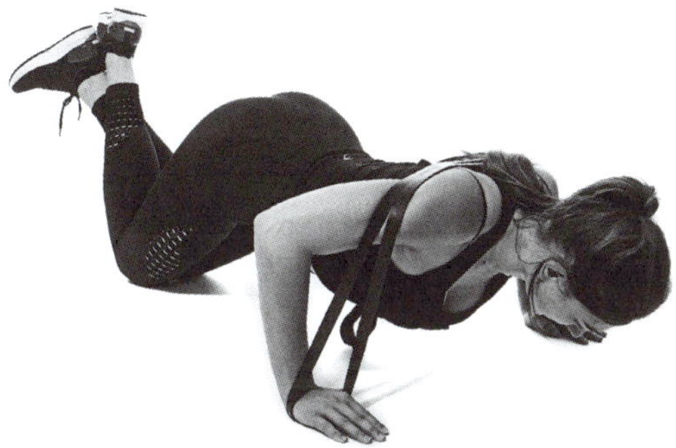

Pompes sur genoux
3 ou 4 séries de 10 reps

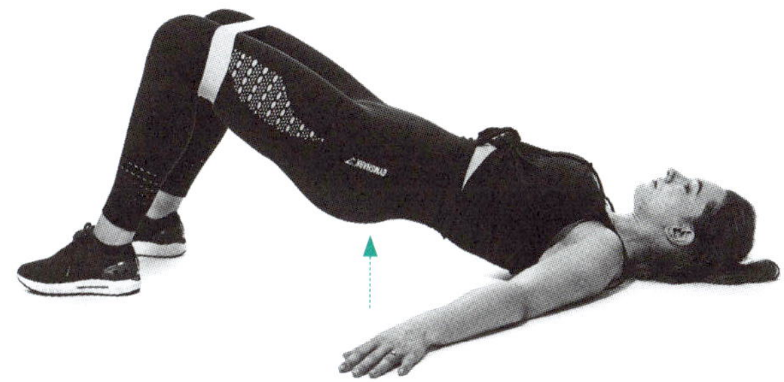

Relevé de bassin
3 ou 4 séries de 20 reps

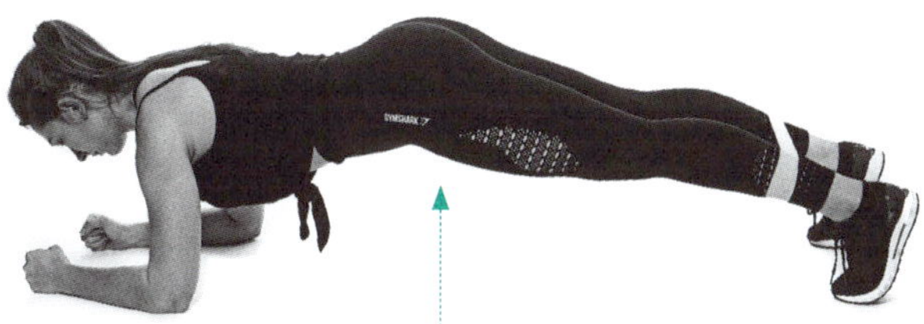

Planche
3 séries de 20 secondes, 10 sec de repos

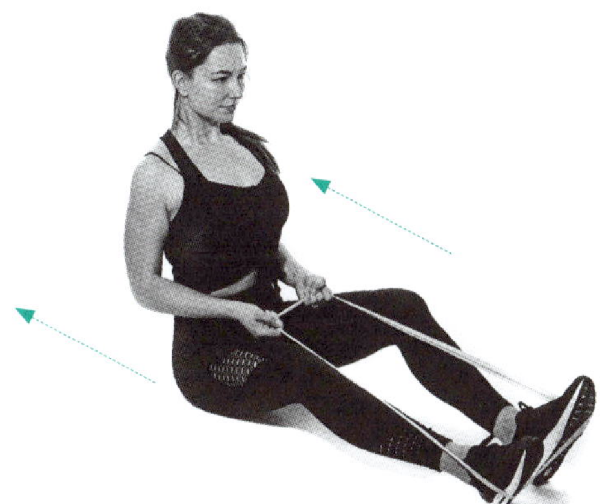

Tirage dos
4 séries de 20 reps, 30 sec de repos

Mon Coach Fitness
Direction : Jean-Louis Hocq
Direction éditoriale : Jean-Philippe Bouchard
Assistant d'édition : Maxime Lafon
Direction artistique : Yoan De Roeck
Design : Richard Cousin
Photographies : Guillaume Boynard
Fabrication : Emmanuelle Laine

ISBN : 978-2-263-15615-1
Code éditeur : S15615
Dépôt légal : septembre 2018
Imprimé par Pollina en France, juillet 2018 - 85543.

Retrouvez-nous sur www.solar.fr

FSC MIXTE Papier FSC® C003309

Solar | un département **place des éditeurs**

place des éditeurs